AQUARIUS

AQUARIUS

AQUARIUS

AQUARIUS

Vision

一些人物，
一些視野，
一些觀點，
與一個全新的遠景！

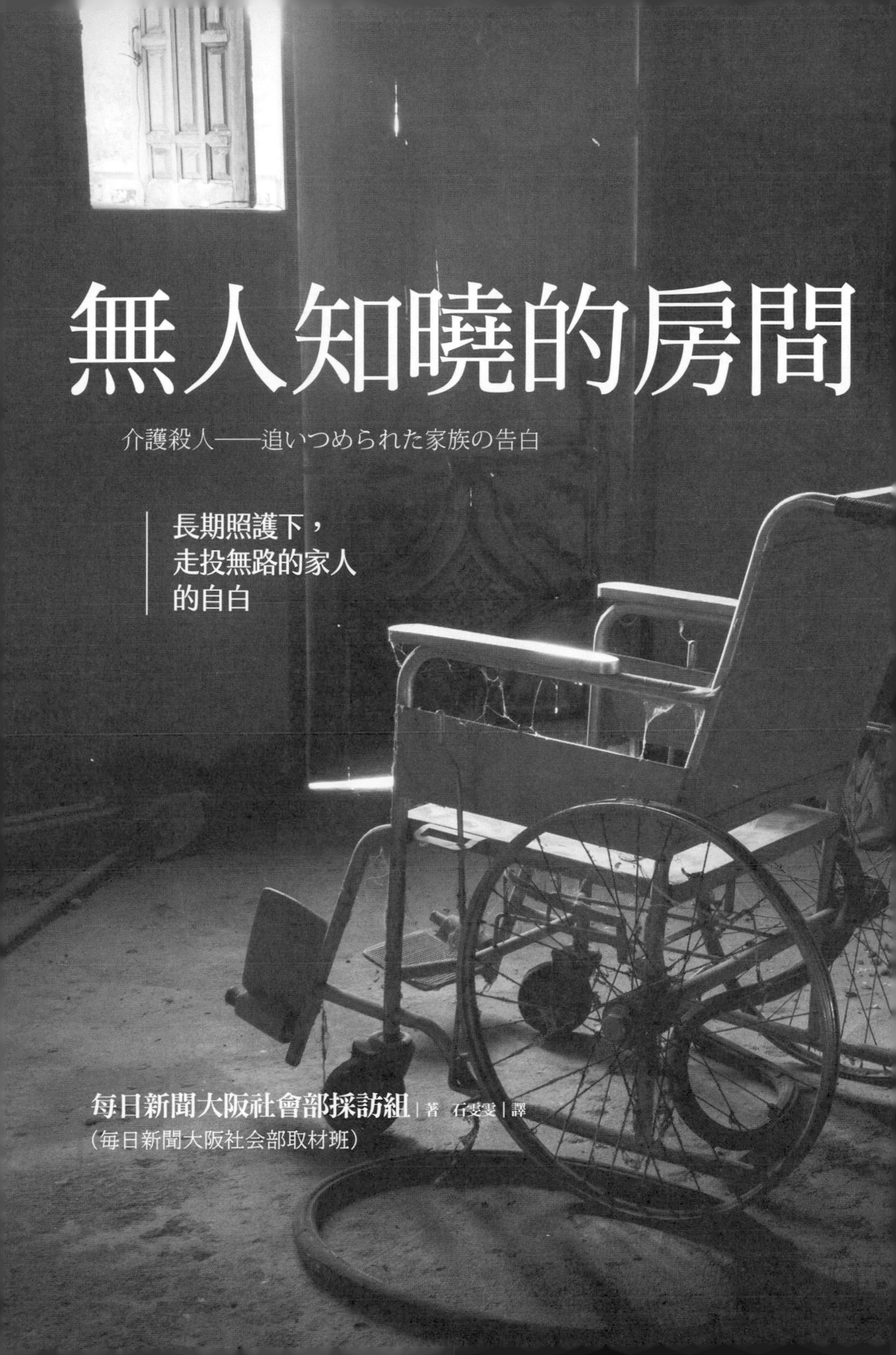

無人知曉的房間

介護殺人——追いつめられた家族の告白

長期照護下，
走投無路的家人
的自白

每日新聞大阪社會部採訪組｜著　石雯雯｜譯
（每日新聞大阪社会部取材班）

【推薦序】

一起努力，一起來找路

◎王婉諭（立法委員）

先前，臺南發生一位六十多歲年邁的母親，因長期照顧的壓力，持刀砍殺四十多歲思覺失調症的女兒；新北市也曾發生年紀已邁入中老年的哥哥，不堪長期照顧壓力，勒斃精障胞妹後服藥自殺。全臺灣不斷發生這些絕望殺親、甚至自殺的人倫悲劇，真真切切地反映出作為家庭照顧者，他們所背負的壓力與困難。

「他就像個未爆彈，我該怎麼照顧他？」

「他為什麼會生病，我該怎麼做？」

「外界這麼多歧視、汙名，不只他，我們也好累。」

這些疑問與無助，是長期照顧患有思覺失調症病人的家屬們，與我分享他們作為主要照顧者的體會與經歷。

對於家庭照顧者的議題，過去三年來，我比較深入瞭解的面向，主要是在精神障礙者家庭，他們在社區生活遇到的困難。而會開始關心精神障礙者與他們的家屬，也有部分來自於我個人的生命經驗。

然而，類似的照顧壓力，絕對不只發生在精神障礙者家庭。整個核心問題是，目前我們的長期照顧體制，仍然提供不了足夠的、符合需求的支持照護服務，讓面對照顧情境的人們，處於孤立無援的狀態。

臺灣已經邁入高齡社會，六十五歲以上老年人口占總人口的比例，從一九九三年的7％，到三十年後的今天，提升到16％，大約三百七十八萬人。人口老化是當今社會趨勢，尤其我國人口在三十年間攀升兩倍，人口老化速度非常快速，甚至推估將於二〇二六年邁入超高齡社會*。而隨著國人的平均餘命持續延長，長期照顧的需求日益升高，每個人都將不得不面對照護家人的現實問題。

因此，如何建立完善的長照體制，讓長者延緩失能，健康、快樂地安享晚年生活，是全體臺灣社會都必須共同面對與努力的事情。

不容忽視的家庭照顧者心理支持

現階段的社會樣貌，往往還是以「家人」作為主要照顧者。由於和照顧對象長時間、高密度的相處，打亂自己原有的生活，也在照顧工作中逐漸失去自己，一方面可能扛著經濟的重擔，另一方面又要照顧家人，讓這些壓力也落在照顧者肩上。長期累積下來，照顧者也面臨崩潰的邊緣。

在《無人知曉的房間——長期照護下，走投無路的家人的自白》一書中，作者群為日本每日新聞大阪社會部採訪組，他們在龐大的案件資料中，發現照顧者普遍出現「睡眠不足」這一共通因素，而且由於長期的照護疲勞，照顧者們更是罹患憂鬱症的高風險族群。這個發現與相關研究不謀而合，因承受長期照顧壓力，失智症照顧者的憂鬱症發病率為40－50％，其中20－25％有重度憂鬱症。

家庭照顧者需要面臨一條漫長的照護之路，非常需要以國家、社會整體的力量，提供他們長期且穩定的心理支持。然而，目前在長期照顧系統中，照顧者往往是隱形、被忽略的病人。也因此，我在國會將持續關注，希望盡可能敦促行政部門，規劃家庭照顧者的心理支持服務。

精神病人長期照顧困境

此外，慢性精神病人的老化與一般長者的情形不太一樣。首先，在年齡層方面，因為受到疾病慢性化的影響，加上抗精神病藥物使用的間接生理問題，導致加速老化，以思覺失調症為例，大概在五十歲左右就已經達到老化年齡，此時，他們的父母多半也已七、八十歲，落入主要照顧者雙老的困境。

再者，在失能的表現上，精神病人跟一般老年者相比，「失能」的展現並非肢體障礙，而是呈現「有力無心」，也就是表面看來似乎四肢健全、活動無礙，但因為疾病的影響，而不願意去做，或不知道怎麼做。

但是，在現行的長照框架下，如果都是以一般長者或身障者「失能」的標準去評估長照服務，就很難照顧到精神病人群體。

面對這個困境，我不斷地提出針對精神病人長照服務的政策建言。首先，長照服務的評估工具必須符合精神病人需求，因此主管機關應該要研訂「照顧管理評估量表操作手冊」，納入精神障礙者定義與評估注意事項，以更符合精神障礙者實際日常生活自理的困境；我也要求政府應該繼續辦理精神病人長期照顧計畫，了解精神病人難以進入長照體系的原因，並提供符合精神病人的服務模式，與既有長照體系接軌。

同時，我不斷強調社區支持資源的必要性與迫切性，也一直努力為此爭取更多資源，包含協助建立同儕支持的社群和網絡。

《無人知曉的房間——長期照護下，走投無路的家人的自白》這本書，採訪了照顧殺人案件加害人的內心獨白，透過深入淺出的文字，記錄下無數起社會案件背後，充滿血淚的照顧者困境。同時，本書作者針對由照護疲勞引起的故意殺人或共同自殺案件進行橫向分析，直指悲劇發生的核心原因，正是日本社會照護及福利相關政策的不足。

也期待，臺灣能夠透過《無人知曉的房間——長期照護下，走投無路的家人的自白》這本書，看見臺灣社會也存在著相似的照顧者困境，並回頭檢視、思考如何讓現有的長照機制，更符合期待與需求。

未來，我們也會持續與行政院、衛福部及相關單位溝通協調，協助、承接起不同樣態的家庭照顧者所需要的支援。這也是我們的國家、我們的政府，責無旁貸的任務。

我們一起努力，一起來找路。

*國際上將六十五歲以上人口占總人口比率達到7％、14％及20％，分別稱為高齡化社會、高齡社會及超高齡社會。

【推薦序】

絕非不愛了

◎陳乃菁（高雄長庚醫院神經內科主治醫師）

照顧者，特別是承擔長期照顧家庭照顧者，無論年長或年輕，幾乎都曾遭遇過有苦難言的困境：照顧上把屎把尿的辛苦，多少是一開始有心理準備的，但所愛著的、用心照顧著的家人，在病症影響和折磨下變成另一個樣子，卻是怎麼都沒預期的。這個陌生的樣貌很可能是不討喜的、是張牙舞爪的，我在門診中就聽過許多家屬哀傷地表示：家人即使有相同的面孔和名字，但在他們眼中早已經不是原來的那個人——然而這樣的苦楚是很難對外表達清楚的。

《無人知曉的房間——長期照護下，走投無路的家人的自白》這本書討論的就是這樣的困境，書中提到照顧者過勞導致傷害患者的故事，這些照顧者很可能在事發前是全心全力地付出，直到身心俱疲到臨界點而崩潰，進而造成照護殺人。弔詭的是，許多照顧者事後都表示「希望下輩子還能在一起」，不論是再續夫妻關係或是親子關係，都是他們的期望，因此他們會說：「想要再一次成為媽媽的孩子」、「想要再一次成為那個孩子的媽媽」等等。明明是造成傷害的元凶，為什麼在內心卻是依戀不捨呢？

這本書得到的答案是這樣的：

「我有種走投無路的感覺，精神幾近崩潰。現在想來，當時應該有能夠幫助我的人。但是，我卻獨自一人承受了所有的壓力，根本沒有時間考慮向他人求助。」

「我放棄工作全心全意照護家人，存款慢慢見底，萌生了輕生的想法。」

「如果經濟寬裕，能夠把丈夫送到醫院或護理機構去的話，又或者如果有人願意提供幫助的話，或許能夠避免悲劇的發生。」

「我累了。如果我死了的話，兒子也無法繼續生活下去。趁現在還來得及，就讓我帶著孩子去天堂吧。」

這些是日本照顧者的述說，但人性相通，照顧困境相似，臺灣的照顧者們也會出現類似的反應。

例如有家屬告訴我：「乃菁醫師，我知道政府很好、長照很好，照服員每天早上來家中陪媽媽三小時。可是這三小時只是剛好讓我出門去採買家裡需要的東西，買完後我要馬上趕回家接手照顧。其實我晚上都不能好好睡覺，日復一日下來，我漸漸老了，體力一天不如一天，我覺得好累。」

失智症患者或疼痛嚴重的患者又特別難照顧，因為他們多半無法保持長時間的睡眠，也常併發入睡障礙或妄想等症狀，有些患者還會出現晝夜顛倒的問題，常在半夜大聲吵鬧或頻繁上廁所，導致照顧者更要全力安撫或者不停歇地起床協助。

患者睡不著，一定會讓照顧者也無法入睡，加上白天忙於工作或家務，在身心上是嚴重的耗損。大家能在《無人知曉的房間——長期照護下，走投無路的家人的自白》這本書中看到許多類似案例：加害者多少都曾因照護著「無法入睡的家人」，導致自身飽受照護疲勞、慢性睡眠不足之苦，逐漸陷入身心俱疲的困境。

做父母親的照顧身心障礙的孩子，更是一條漫漫長路：自己漸漸老去，孩子卻一天天長大，只是增長的只有年齡，孩子的生活還是要仰賴父母親的照顧。在這樣的狀況下，父母親心理負擔很大，因為清楚自己會比孩子早一步離開人世，我就曾聽過處在類似情況的照顧者說：「我就顧到我死。等我死了，我沒辦法照顧了，就讓政府去想辦法吧！反正，我活著的時候也沒人在乎啊。」

若夫妻雙方只生下這個需要被照顧的孩子，壓力一定更大，因為沒有同血緣的下一代接棒照顧。可是即使這個孩子有兄弟姊妹，也不代表將來的照顧負擔一定有人承擔：父母親可能在孩子還小時就明示或暗示，但兄弟姊妹也有自己的人生要過，更何況不論血緣有多親近，長達好幾年的照顧工作，任誰來做都會疲憊的。

至於照顧父母的案例呢？的確還是有願意犧牲自己的人生來照顧父母的子女們，但照顧困境不是一句心甘情願就能解決的。例如失智又中風的老人家，如果是安靜臥床的狀態，那麼家屬可能只有體力上的耗損；但如果是失智又體能好的老人，可能會出現情緒爆發、晚上不睡覺、隨地大小便、走失等問題，此時若是單一照顧者，往往是無法面對的。

更難的是：在照顧者已經很無助時，還有只出一張嘴的親屬出現，不是批評照顧得不好，就是亂下指導棋。這時照顧者即使沒到想帶長輩去死的絕境，也可能憂鬱到好幾年都吃不下又睡不好，難怪我常聽到這樣賭氣的話：「等我死了就換他們來照顧，他們就會知道我的辛苦了。可是啊，他們沒有耐心，不能像我這樣好好的照顧媽媽。」嘴上說著怨言，但內心怎麼也放不下，我知道照顧者真正的想法不是不想照顧，只是本身已經疲累不堪到快要倒下了。

那麼，我們能為照顧者做些什麼來減緩他們的疲憊呢？

身為醫師，我會說：如果長輩晚上睡不著，就先想辦法讓他在白天多活動、減少睡覺的機會，但若已經竭盡辦法在白天把長輩的活動排得滿滿的，長輩到了夜晚還是不睡，那麼為了照顧和被照顧的雙方都需要的休息，我們不妨調整藥物來幫助長輩入睡。

我更希望家屬們能伸出援手，特別是在看見最主要承擔照顧的那個人已經竭盡全力時，即使發現有照顧不周的地方，就讓我們不要再苛責了。其實，只要長輩沒有遭遇危及生命的事情，就可以算是有被照顧好了。圍繞在主要照顧者旁的家人們，可以多稱讚、陪伴甚至主動提供協助，這些都能減少主要照顧者肩頭上的負擔。

如何以正確的心態和方式陪伴和協助照護者，說起來是很高深的藝術，對正在邁向高齡化的臺灣社會來說特別有急迫性。或許我們可以借鏡比我們更早往高齡化發展的日本，相信他們的經驗可以幫助我們少走冤枉路，我們也能在他們走過的路上建立臺灣社會所需要的照顧之道。

【推薦序】

打造免於長照恐懼的國度

◎陳景寧（中華民國家庭照顧者關懷總會祕書長）

「當照顧風暴過去時，我們如何能全身而退？」

兩年前，本會與願景工程基金會開始合作「照顧殺人事件」專題報導，「不能讓這些照顧者與被照顧者白白犧牲，我們是否能從中學習到教訓？」是最初的想法，但當事人或已不在人世、或不願喚起痛苦記憶，採訪過程困難重重，我們深刻瞭解出版本書有多不容易，因此，先向作者與出版社致上最大敬意。

本書作者在有限資料下努力重建現場，在細膩筆觸下，家庭照顧深淵寫實又立體：長期睡眠不足、照護疲勞、經濟困頓、貧病交加、處處碰壁的家庭照顧者，面對失能家人衰敗的無助無力、不忍卒睹所愛之人繼續受苦的艱難……長期照顧就像看不到終點的馬拉松，唯有死亡才能從痛苦中解脫。這些故事，令人同情，也讓人害怕——誰知道明天會不會輪到你或我？

家庭照顧者也是長照服務的主體

臺灣與日本有相同處，也有不同處。日本在二〇〇〇年就實施長照保險，照顧資源更豐富充足，但照顧者援助法案尚在萌芽階段。而臺灣在一九九六年就有家庭照顧者倡權組織，並於二〇〇五年提出「家庭照顧者權利宣言」。臺灣也是亞洲第一個將家庭照顧者權益保障入法的國家，二〇一五年「長期照顧服務法」明定喘息服務、心理支持等家庭照顧者支持性服務，至今全國已設置一百一十九處家庭照顧者支持據點，並配置兩百多位社工為主的專業服務人員，協助高負荷家庭照顧者，推動「照顧不離職」、「不必然自己照顧」、「家庭不失和」的「新三不長照」觀念與服務。

但近兩年，臺灣家庭照顧者服務有倒退之嫌，無視於許多高負荷照顧者如同書中所描述，多是陷入照顧困局、對改變卻步的「非自願性案主」，政府擅改一些有助照顧者走出家門、增加社會參與的支持性服務，堅持「使用者付費」，民間組織必須持續抗爭與倡議。書中建議日本政府應仿效英國，實現法律上對照顧者權利的保護，才能讓照顧悲劇止息，這也是臺灣下一步的努力目標。

社會善意是預防悲劇的一線曙光

照顧悲劇可以預防嗎？「勇於發聲」是第一步。本書提到日本在二〇一五年開始連載的「殺人案件的『自白』」獲得巨大反響，激發更多照顧者與周邊親友站出來說出真相，也有更多關於照顧者援助的討論，包括確保夜間或緊急時有充足的應對服務、心理支持、經濟援助等，這些都是社會集體向照顧者展現的善意與支持。

社會善意，其實個人也能傳達。書中有位吉田先生，面對鄰里出現照顧殺人事件，深深自責，他每週一次訪視、關懷倖存的照顧者，並促成接受採訪，他說：「我深知，木村先生內心的傷痛永遠也無法癒合。但是，我們地方組織必須守護他。不能讓他再一次陷入孤立無援的境地。」這讓我想起有位兒子照顧者說，在面對吵鬧不休的失智母親，他的求生之道，是當情況嚴重時，他會坐上最後一班公車，帶母親去醫院急診室，貼心的醫護人員很了解這對母子的處境，總會努力安撫母親，讓兒子可以好好睡上兩三個小時。這是政府做不到的夜間喘息服務，卻是照顧者最後的心理支撐。

臺灣平均家戶人口數至二〇二一年只剩下二點六人，人口愈來愈老、家人愈來愈少，面對照顧風險事件，我們如何面對？推薦一般民眾閱讀這本書，從他人故事中借鏡，培養更多彈性與韌力，以因應千變萬化的照顧情境。推薦專業人員閱讀這本書，提高辨識高風險家庭照顧者的敏感度與處遇能力。推薦政府官員閱讀這本書，基於家庭照顧者需求，加速長照公共建設，例如目前長照2.0僅限提供居家服務與日間照顧，對重度失能者卻不提供合乎需要的住宿式機構，豈非陷不堪負荷的照顧者於險境？

本書警示了日本「大照護時代」的來臨，其中男性照顧者、老老照顧者、一對多照顧者存在更高風險，也分析了照顧不離職政策的執行困難。此外，日本警方也分析照顧殺人案件在所有故意殺人案件中約占3－6％，這些政策分析與基礎統計建置，值得臺灣借鏡。期望我們能藉由本書，更了解照顧殺人事件的本質與始末，採取有效對策，打造臺灣成為一個「免於長照恐懼的國度」。

前言

悲傷、痛苦、憤怒、悔恨，這是彌漫在案發現場的氣氛，也是當事人內心深處最真實的情感。

二〇一四年十月，我在《每日新聞》大阪總部的社會部擔任負責各類案件報導的編輯部主任。《每日新聞》當時首次推出了名為「悲歡記」的專欄，講述受各類案件牽連的人們的心路歷程，只在報導地方新聞的大阪版上連載。

有些案件即使並非重大新聞，其緣由也許亦能引發眾多讀者共鳴，使人感同身受地體會當事人的痛苦。帶著這樣的想法，專欄記者多次走訪案發現場，拜訪當事人及案件調查人員，力求還原案件細節。經過不懈的努力，當記者得以與當事人會面，直面他們流淚的臉龐、傾聽他們訴說自己的痛苦時，心靈也為之深深震撼。

專欄一直持續到二〇一六年三月，榮獲「第二十三屆阪田紀念新聞獎」（第一部門「獨家新聞・策劃報導」報紙部門），該獎項主要用以表彰關西地區的優秀新聞報導。根據專欄內容編輯整理的《現場的殘影：記者筆下的「悲歡記」》（新風書房）一書也出版問世。

隨著專欄的連載，發生了一件值得關注的事。專欄所報導的案件類型各式各樣，有故意殺人、虐待兒童、交通事故、毒品等，在連載期間所報導的共計三十五起案件中，有四起與照護相關的悲劇。而這四起非特意報導的照護相關案件，卻引發了空前的關注。

於二〇一五年三月三十日刊載的名為「燈之光」的案件便屬其一。

二〇一五年三月十四日，白色情人節的傍晚，某咖啡廳老闆（73歲）到一位熟客家去贈送餅乾。

該熟客是一位老婦人（80歲），在自家玄關見到老闆後，便開始抱怨道：「我兒子經常尿床。我現在年紀也大了，漸漸力不從心，到底該怎麼辦好呢？」由於老闆店裡還有客人，老婦人在接受了餅乾之後，便與之道別。

第二天上午九點左右，警方趕到位於大阪市旭區某婦人的家中。

在位於二樓的起居室內，該婦人的長子（54歲）被發現死於被褥上。其頸部有疑似被勒的痕跡。而站在屍體旁的婦人，當天就因故意殺人嫌疑被逮捕。

該婦人於當天早晨向住在別處的長女打電話，坦承了自己的罪行。

據大阪府旭區警察署知情人士描述，該婦人與無法行走且有智能障礙的長子共同生活。婦人的丈夫約十年前入住某照護機構，並接受照護至今。婦人獨自一人照料長子的生活起居、操持家務，還要為身在照護機構的丈夫送換洗衣物。

長子在福利機構的工廠上班。每天早晨七點，婦人都會在路邊靜靜目送兒子遠去的身影。到了晚上，兒子就挨在婦人身邊憨甜入睡。婦人悉心地照料、陪伴著兒子。即使外出參加老人會的活動，也時常因為擔心兒子，沒多久就匆匆趕回家。

婦人曾苦笑著對鄰居說道：「無論如何都放心不下我的兒子啊。」

婦人每天努力地操持家務，把家中打掃得乾淨整潔。然而，隨著年紀的增長，婦人的身體不再硬朗，承擔這般繁重的勞作也變得愈發吃力。於是她便萌生了把兒子送去照護機構的想法。

根據照護機構工作人員所述，婦人經地方政府介紹曾前來諮詢。當時她這般介紹自己的情況：「我的體力已經支撐不下去了。我這把年紀，也不知何時走到盡頭。我不在了的話，我兒子該怎麼辦呢？」

照護機構隨即開始著手各項準備工作，然而最終還是晚了一步。

婦人每週有兩天會到附近的咖啡廳光顧，點上一杯咖啡，休息放鬆片刻。每年的情人節這天，她都會帶著小小的巧克力來到店裡，向平時幫忙更換燈泡、搬動家具的老闆表示感謝。

今年也是如此。然而，進入三月後卻未見婦人再度光顧，因此老闆便在白色情人節這天帶著作為回禮的餅乾，上門拜訪她。

咖啡廳打烊後，獨自走著夜路回家的老闆，總能看到從婦人家中透出的點點燈光，讓他的心靈歸於平靜。

「當時如果能耐心地聽她傾訴就好了啊……」

然而，那溫暖人心的點點亮光已經再也看不到了。老闆抑制不住自己的悲傷，掩面痛哭。

對該案件進行報導時，在延續「悲歡記」專欄的同時，《每日新聞》正致力於策劃另一項深入報導特定主題的專案。

作為社會部機動記者的涉江千春、向畑泰司，這兩名核心記者被任命為新專案採訪組的成員。他們不負責記者俱樂部[1]的相關工作，而是追蹤報導各類事件。

我曾任負責大阪府警方相關新聞報導的首席記者，當時兩人都是我的直屬部下。繼生活安全及交通課後，涉江轉而負責搜查二課的採訪工作，搜查二課主要分管貪汙、瀆職案件。而向畑則負責搜查一課的採訪工作，對故意殺人、搶劫等惡性案件進行取材。

即使是週休日，涉江與向畑也夜以繼日、孜孜不倦地追蹤著各類案件。在採訪調查過程中，他們不僅經歷了對身心的嚴峻考驗，同時也掌握了作為記者應有的能力。

為順利推動該專案的開展，對取材也做出了一定的要求。首先，需對活在當下的市井百姓所遇到的問題進行報導。其次，對默默地生活在社會一隅，與身邊的人也不多做交流的人們進行採訪。

第二點尤為重要。因為正是那些被當事人埋藏在心底的故事，才更能闡明事情的本質。作為記者，若採訪的要求被拒絕就立刻放棄，那就永遠尋覓不到真相。若希望自己所報導的故事能震撼更多人的心靈，即使前路再多困難險阻，也不會想著變換方向，而應當不畏艱險、勇往直前。

1日本記者俱樂部是日本記者的聯誼性機構。一九六九年十一月一日正式成立。該俱樂部的宗旨是：多管道、多角度接觸新聞源，密切報導機關的相互交流，促進記者報導活動，增強新聞報導的社會機能，弘揚新聞倫理。聯合國祕書長、美國總統均到俱樂部做過演講，日本天皇也曾在此會見記者。日本記者俱樂部已成為記者聯誼、採訪的重要活動場所。〔本書註腳皆為譯註〕

那是三月末的一個午後。在位於大阪市北區梅田的《每日新聞》大阪總部大廈內，一樓的咖啡廳和往常一樣，上班族絡繹不絕，熱鬧非常。我有時會與人相約在此處見面，此時，我正坐在角落，點了一杯咖啡，向畑與我面對而坐。

「現在全國各地都發生了照顧殺人案件呢。能否以此為主題，像『悲歡記』那樣對真實案件追蹤採訪，並對家庭照顧問題進行探討？你覺得這樣的企劃如何？」

「悲歡記」所報導的案件中，照護問題所引發的悲劇在讀者中引起最強烈的反響，收到最多的感想、意見等回饋。**照護問題這個與家庭生活密切相關的話題，是每個人都不得不直面的現實問題**，讀者對這主題表示了空前的關注。

日本的高齡化正在逐步深化，且愈來愈多人提早過上了接受照護的生活，其中不乏相當年輕的族群。隨著醫學的發展，個體壽命得以延長，然而其需要家人照護的時間也隨之增加。

也許正是受當下這個時代特徵影響，因疲於照護導致的故意殺人及共同自殺案件屢見不鮮。若再次回顧「悲歡記」中所報導的照顧殺人案件，不難發現，缺乏與照護及福利相關的政策，是導致悲劇發生的原因之一。

我對向畑的提案並無異議。但是我提出了一個條件：「對照顧殺人案件的加害者進行採訪吧。他們的內心獨白能引起更多人的關注，並且一定能對解決照護社會的難題有所幫助。」

對一直以來不畏艱辛、無私照料著的家人痛下殺手的人們，他們究竟曾過著怎樣的照護生活呢？我很想聽他們敞開心扉地講述與家人的過往故事，以及當下的所思所想。

此前，很少有媒體報導加害者們的內心想法，也正因此，透過展現他們的真實想法，也許能成為人們重新正視家庭照顧這個現實問題的契機。即使是目前與照護毫無關係的人們，或許也能藉此機會思考一下將來的照護生活或相距甚遠的家人吧。

第二天，向畑完成了企劃書，擬題為「照顧殺人的自白」。由此，我們將從一個全新的角度，對家庭照顧相關案件進行報導。

然而，雖說想聽一聽照顧殺人案件中加害者的想法，卻一時想不到合適的案件。想要與案件嫌疑人自由對話的話，若此人已完成各項司法手續且已回歸社會，便是再理想不過的。像「悲歡記」中所報導的剛發生沒多久的案件，並不適合作為本次採訪的對象。

照顧殺人案件的嫌疑人被判處緩刑的情況並不少見。

故意殺人罪最高可判處死刑，量刑為五年以上至無期徒刑，然而根據實際情況減輕量刑，判處兩年六個月至四年的情況也時常可見。

不同的案件，情節嚴重程度不一，法庭也會將嫌疑人因照護而筋疲力盡、走投無路的過程、緣由、當時的心理狀態、是否具備民事行為能力等因素納入考慮範圍，酌情予以減輕量刑。

並且，在此類案件中，被害者家屬同時也是嫌疑人家屬。對於嫌疑人處罰的訴求並不強烈，這也成為影響量刑的因素之一。

因此我們決定，在年代並不久遠的案件中，篩選出一系列嫌疑人被判處緩刑或很有可能已出獄的案件。

首先，我們把時間確定在二〇一〇年至二〇一四年的五年間，以過去的新聞報導為線索，整理出看上去與照護相關的案件。將大阪作為取材的根據地，首先選取當地發生的案件，同時也一併選取在近畿圈[2]及首都圈[3]內發生的案件。

此外，還有一件注意事項。警方在案發當時懷疑是照顧殺人事件，但在隨後的調查過程中卻推翻判斷，這種情況並不少見。有些報導中，根據警方在案發後的初步判斷，將案件描述為照顧殺人，而實際情況是嫌疑人幾乎沒有照顧過被害人，作案動機是金錢糾紛等。

我們以蒐集所得的審判紀錄、新聞資料，以及對辦案警方的採訪內容作為依據，將經確認是由照護疲勞導致的案件列為備選。

然而，即使如此也並不能確保採訪工作會順利展開。由於案發地點大多是自家住宅，因此加害者在案發後也許不會繼續住在原處，大多數人可能都搬家了。我認為他們也不太會告知鄰居搬去何處，因此要找到加害者的下落成了一件難題。

如何能聽聽案件中的加害者講述自己的罪行，成了採訪過程中最棘手的一環。即使找到了加害者的下落，怎樣才能讓其傾訴自己的所思所想呢？至確認備選案件為止，這問題始終困擾著我們。

二〇一五年四月下旬，在被暖暖春日陽光籠罩的大阪街頭，身穿嶄新西服的新進社員們的身影尤為顯眼。那時候的我們，也許正踏入與這一派春意盎然的景象形成鮮明對比的世界，那裡迷霧籠罩、視野受限——我們開始了對「照顧殺人的自白」的採訪。

每日新聞社「照護家族」採訪組代表

前田幹夫

2又稱大阪都市圈，日本三大都市圈之一，中心城市是大阪。一般包括大阪府、京都府、兵庫縣、奈良縣、滋賀縣和和歌山縣的部分城市。

3又稱東京都市圈或東京圈，日本三大都市圈之一，中心城市是東京。一般包括東京都、神奈川縣、千葉縣、埼玉縣，因此又稱為一都三縣。

目錄

【推薦序】一起努力，一起來找路◎王婉諭（立法委員）008
【推薦序】絕非不愛了◎陳乃菁（高雄長庚醫院神經內科主治醫師）014
【推薦序】打造免於長照恐懼的國度◎陳景寧（中華民國家庭照顧者關懷總會祕書長）019
前言 023

第一章 自白
・深夜兜風的結局 036
・檢察官不能體會我的痛苦 066

第二章 前路未知的不安
・長期照顧，彷彿一條沒有出口的隧道 086
・母愛絕望的瞬間 107

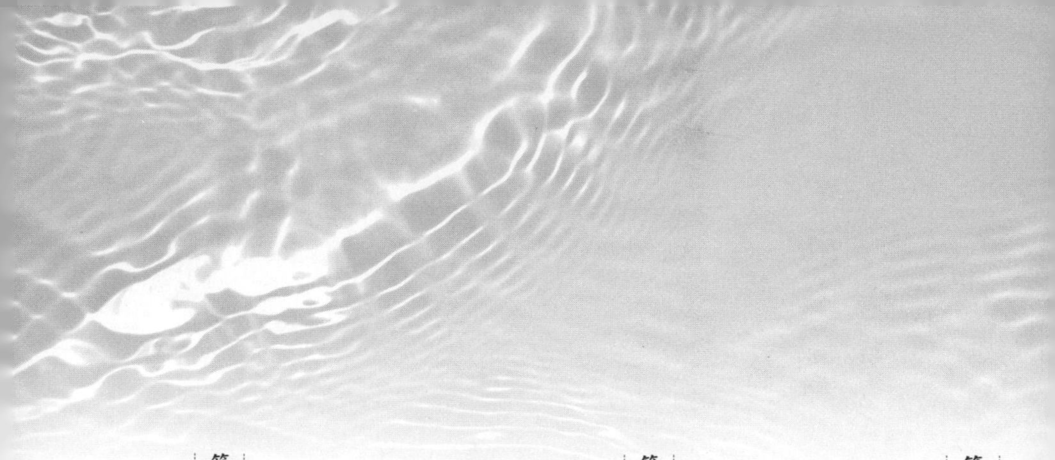

第三章 活下來的人們的每一天

・「想要再一次，成為媽媽的孩子」 128
・一連串的悲劇 140
・照顧殺人案件所遺留的創傷 147

第四章 悲劇能夠預防嗎？

・照護援助專員的自白 158
・醫師察覺到的徵兆 168
・「不能讓他再次陷入孤立無援的境地」 177
・來自第一線照護人員的苦惱 181
・為照護生活所迫的男性 193

第五章 苦惱與紐帶

・「家人不在身邊，真的很寂寞」 204

目錄

・「年輕照顧者」的苦惱與奮鬥 214
・與家人分離的「多重照護」 222
・住在尖屋頂宅邸內的一家 231

第六章 照護家庭的現況──援助範圍與迫在眉睫的法案修訂

・以照護家庭為對象的問卷調查結果 244
・援助的現況及眾望之下的法案修訂 254
・當家人需要照護時 262
・對系列報導的迴響 272

結語 279

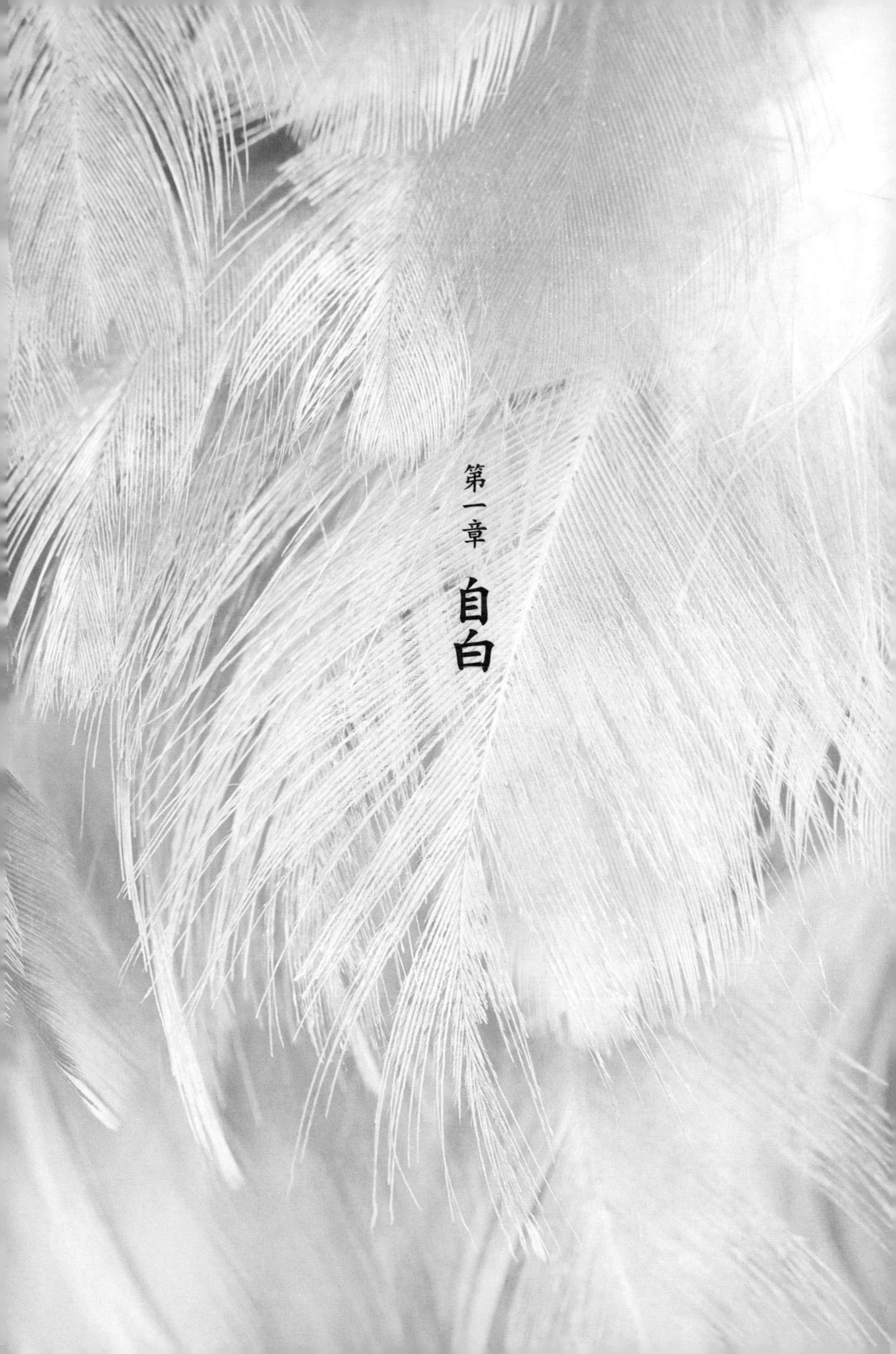

第一章 自白

深夜兜風的結局

時鐘的指針滴答滴答走著，已經過了凌晨兩點。作為世界文化遺產而聞名於世的姬路城靜靜矗立，在兵庫縣姬路市的市中心，白天人聲鼎沸，現在也已一片寂靜。

那是二〇一二年，炎熱的八月下旬。木村茂（75歲，化名）正漫無目的地開著車，副駕駛座坐著他患有失智症的妻子幸子（71歲，化名）。木村茂已經好幾天沒能睡上一個好覺了，此時頭腦一片空白。記憶中與妻子一起開車兜風的場景，現在想來也只覺悲傷。

夜幕下的姬路城漸漸映入眼簾，在「平成大整修」開始動工後，現在的大天守被鷹架和臨時屋棚所覆蓋，平時如展翅白鷺般的颯爽英姿，暫時被隱藏在了工棚之下。車開過了姬路港，展現在眼前的便是被無盡黑暗所吞噬的、一望無際的大海。

木村茂手握著方向盤，側目看了一眼副駕駛座上的幸子，只見她正躺臥在座椅上，閉眼打著盹。

已經開了多久的夜路呢？木村茂心裡想著。他已經非常疲勞，於是慢慢地踩下了剎車。車靜靜地停在路邊，然而沒過多久，幸子醒來了，不由分說地怒吼道：「快走！你在幹什麼?!」

茂一言不發，默默地踩下了油門。

如此這般的深夜兜風是從一個多月以前開始的，患上失智症的幸子變得與從前判若兩人，總是大聲嚷嚷著：「帶我出門兜風吧！」自那時以來，幾乎每晚都會外出。回到家時，往往天已矇矇亮了。

八月二十二日。和往常一樣，半夜零點過後，幸子醒了。茂陪著幸子去上廁所，隨後給她吃了處方安眠藥。

這時幸子總會嘟囔著「睡不著呢」，像孩子一樣撒著嬌。幸子躺在床上，茂輕輕地拍著她的後背，想要哄她入睡，然而對幸子來說卻並非易事。

片刻過後，好不容易傳來了幸子沉沉的呼吸聲，然而僅僅過了十分鐘左右，幸子又突然睜開眼。她總是這樣，睡著一下下，便又立刻清醒。這天晚上，也如此這般重複了六、七次。

但是，不知為何，那天晚上幸子並沒有提出要外出兜風，而是每次醒來便用意義不明的粗言穢語對茂進行謾罵，激烈程度甚於往常：「你這樣的東西還是快滾吧！」「你這傢伙到底是誰啊？」

凌晨兩點左右。往常的這時候，茂正帶著幸子兜風。而此時，躺在床上的幸子正像鬼一樣怒目而視，瞪視著自己的丈夫。無論茂如何安慰都無濟於事。

也許妻子真的徹底瘋狂了吧？還是，她從心底恨著自己呢？茂這般想著。

當時正是悶熱難眠的夏夜，幸子的脖子上圍著包了保冷劑的毛巾用以降溫。茂衝動之下，抓起毛巾的兩頭交叉起來，緊緊地勒住妻子的脖子。

「不能勒啊、不能勒啊……」這句話像咒語一樣在茂的腦海不斷重複。但是，他卻並沒有鬆手。茂感覺到眼淚正順著自己的臉頰流下，隨即卻加大了手上的力道。

不知過了多久。等茂冷靜下來的時候，發現幸子閉著眼，已一動不動。

茂把眼前的安眠藥瓶打開，一粒一粒地將藥片放到自己的手心上，就這麼放了數十粒。緊接著他把手心裡的藥片一股腦都塞進嘴裡，然後拿起桌上的燒酒瓶，直接將燒酒灌入口中。

「就這樣結束吧。我也到另一個世界去吧。」

第二天上午八點半。照護機構的工作人員來到木村家拜訪。

幸子當時正在接受介護保險[1]服務之一的日間照顧（日托服務）服務。每週有五天，幸子都會去附近的照護機構，在那裡吃飯、接受健康檢查、參與娛樂活動。

來到木村家的工作人員正是來接幸子前去日間照顧的，然而與往常不同的是，無論他怎麼按門鈴，都沒人應門。

對於具有照護需求的家庭來說，通常會安排一名照護援助專員[2]負責與其溝通，制定照護服務方案。負責木村家的專員是一名年過七旬的女性，名叫白石早苗（化名）。工作人員隨即打電話給白石，向她報告木村家的異樣。

白石隱約感覺不妙，立刻拜訪了木村家，仍然無人應答，白石遂聯繫茂的兒子們。午後，住在附近的兒子趕到，用備用鑰匙打開父母的家門，終於發現了茂與幸子，現場一片淒慘。

幸子躺在床上，已無生命跡象。死因是頸部被勒導致的窒息。

茂倒在床邊的地上，尚存一絲氣息。於是茂立即被救護車送往醫院，他因此撿回了一條命。

入院數小時後，茂恢復了意識。一開始還不知道自己為何在醫院裡，見到員警後，模糊的記憶漸漸清晰起來。

1 日本的長期照護保險制度。

2 日文為「介護支援專門員」，近似臺灣的照顧管理專員。

「只有自己活下來了。」當被告知幸子死亡的事實後，茂陷入無盡的悔恨。茂的病情並不嚴重，第二天便出院了，隨即因故意殺人嫌疑被警方逮捕。戴上冰冷的手銬時，茂清醒地正視了現實。茂親手奪去的，正是與自己相伴近半個世紀的妻子的性命。

「父親對於殺死母親（幸子）的記憶如同碎片一般。那天究竟發生了什麼，他自己也不甚清楚。只是，那時的父親心中有什麼巨大的東西崩塌了。一切都為時已晚。」

二〇一五年秋天，在案件發生三年後，我們對茂進行採訪，他沉重地向我們吐露了心聲。

姬路市位於兵庫縣西南部，又被稱為播磨地區，人口約五十三萬，居縣內第二。姬路市的沿海工業帶擁有鋼鐵廠等工業設施，因此形成了包括周邊的自治區在內的姬路都市圈。一九九六年，姬路市首次在全國範圍內實現向核心城市的轉型，擁有了相當於政令指定都市[3]的許可權。

姬路城是姬路市的地標性建築，據稱是在鎌倉幕府滅亡後的一三三三年（元弘三年）開始動工修建的，後由江戶時代初期的武將池田輝政於一六〇九年（慶長十四年）建成現今的大天守，向世人展現著其宏壯的氣勢。

對姬路城的修繕工作共歷時六年，被稱為「平成大整修」，於二〇一五年春天正式完工。八月十七日，在「平成大整修」完工約五個月後，我們首次拜訪木村茂的家。

那天的姬路市上空雲層密布，整個城市籠罩在潮溼悶熱的酷暑之中。上午十一點左右，我們乘坐的列車到達了ＪＲ姬路站，在站內就能遠遠地望到姬路城的狀貌，這座被稱為白鷺城的古城率先向我們展現了其秀美的氣韻。此時的姬路站內一派熙熙攘攘的景象，眾多遊客和回鄉探親的人們絡繹不絕。

出站後，我們坐上開往郊外的公車。等候坐車的人在姬路站外的公車換乘點排起了長長的隊伍，其中有購物歸來的老婦人，還有正在放暑假的中學生，似乎正要去參加社團活動。不多久，載滿乘客的公車緩緩地出發了。

公車一路前行，在行駛約三十分鐘後，我們終於到站了。公車站位於一條途經住宅區的國道旁。

因為快要到終點站，車內幾乎沒什麼乘客。只見國道沿途有銀行、超市等便民設施，過往的車輛川流不息。

3 政令指定都市是日本的一種行政區制。當一個都市人口超過五十萬（目前受認定者實際多為人口超過一百萬的城市），並且在經濟和工業運作上具有高度重要性時，即可被認定為日本的「指定都市」。政令指定都市享有一定程度的自治權，但原則上仍隸屬於上級道、府、縣的管轄。

從國道拐進一條岔路繼續前行，櫛比鱗次的集合住宅和年代久遠的獨棟住宅映入眼簾，愈往深處，愈發遠離方才的喧囂。大約五分鐘左右的路途中，牽著狗散步的老爺爺、提著購物袋的老奶奶，依次與我們擦肩而過。

自一九五〇年代開始的經濟高速增長期，至一九九〇年代初的泡沫經濟時代，隨著住宅區開發的逐步推動，促成了這片郊外住宅區的落成。過去，只要到了學校放暑假的時候，街上一定到處都迴響著孩子們玩耍嬉鬧的聲音吧。

然而我們到訪的時候，整條街上只能看到老人們緩慢行走的身影。在這一帶，因為家庭照顧的煩惱而尋求援助，苦苦掙扎著的家庭應該不在少數吧。邊想邊繼續前行，不一會兒就看見了我們所要找的公寓。

這是一幢只有約四十戶人家的小型公寓，建成至今已有約四十年的光景了。每戶的平均面積大約六十平方公尺（約十八坪）。一位老婦人正拿著掃帚清掃著露天停車場的空地。停車場停著一輛大阪牌照的車，從後座下來了一男一女，是兩個小學生模樣的孩子。也許這家人是因盂蘭盆節返鄉探親的吧。

在這兒長大的孩子早已成家立業，去往他處，如今只剩下上了年紀的父輩靜靜地在此生活。褪了色的乳白色外牆，斑斑裂紋隨處可見，尤為刺眼。

公寓的入口處沒有安裝自動鎖，任何人都可以隨意進出。公寓也沒有安裝電梯，我們只能順著樓梯一層層往上爬。

終於來到我們要找的住戶門前。只見門邊貼著一塊生鏽的鐵製名牌，上面清楚地寫著「木村茂」字樣。我們按下了名牌邊的門鈴。

「來了。」

隨即聽到屋內傳來男子的應門聲。伴隨著一陣由遠及近的腳步聲。

「請問是哪位？」

屋裡的男子邊說著，邊將門微微打開。從縫隙中，我們看到了一位身材矮小的老人，只見老人一頭銀白短髮，身著短褲，臉上的表情很柔和。

這位老人就是殺害妻子的木村茂嗎？雖說是照顧殺人，但畢竟是奪走他人性命，因故意殺人被判有罪的人啊。我們原本擔心木村茂可能會是一個凶殘粗暴的人，此時稍稍地鬆了一口氣。

「我們是《每日新聞》的記者。正在針對照護相關案件進行取材。」

話音剛落，老人的神情立刻變得凝重起來。

老人喃喃道：「那件事早已結束了。」

隨即只見房間內走出一名身穿T恤、牛仔褲，四十歲左右的男子。從樣貌看像是木村茂的兒子。

男子面露厭色，說道：「我是他的親屬。我們拒絕接受採訪。」

「只要占用一點點時間就可以了。」我們懇切地拜託他。

然而，這位貌似是老人兒子的男子說道：「已經是過去的事了。很抱歉，我們拒絕接受採訪。」隨後二話不說，重重地關上了門。

在門被關上之前，只見那位也許是茂的老人，靜靜地垂著眼簾，若有所思的樣子。根據我們的直覺，老人的表情並不像是從心底拒絕接受採訪的樣子，彷彿是有什麼話想對我們說。

即使希望渺茫，我們還是決定以後再來拜訪，尋求轉機。

兩天後，我們再次按下了木村茂家的門鈴。那位老人如同之前一樣，微微地打開一條門縫，隨後對我們說道：「我拒絕接受採訪。」

因為縫隙太小，我們不能很清楚地看到老人的臉，但他的語氣聽起來異常堅定。也許還是操之過急吧。我們決定過一段時間再來拜訪。

距離上次拜訪大約兩週後的九月四日這一天，下午四點左右，我們再一次來到木村茂的家門前。而這次按下門鈴後卻無人應門。不知是家中無人還是裝作不在家。我們一直等到太陽下山，也沒能見到老人。

第二天是一個週六，約莫正午的光景，我們再次按響了木村茂家的門鈴，不一會兒，門微微地打開了。似乎是茂開的門。然而他什麼話也沒說，作勢便要關門。

「請聽我們說……」

「我沒什麼話可說的。」

「沒關係，就請聽一聽我們的想法好嗎？」

「不用了。」

扔下這最後一句話，老人把門牢牢地關上了。老人的話裡帶著不容置疑的嚴肅口吻，也許是被我們的多次拜訪惹惱了吧。

我們邁著沉重的步伐走下樓梯。離開公寓之前，我們在名片背面用小小的字寫下想對老人說的話，隨後把名片塞進了一樓的信箱。

「多次打擾您，真的很抱歉。我們正在對不斷發生的照顧殺人案件進行採訪。想藉我們的報導，為因照護而痛苦的人們提供幫助。請給我們一個與您交談的機會。」

第二天，九月六日，在距ＪＲ大阪站不遠處，位於梅田的《每日新聞》大阪總部內，我們正聚在一起商討專案的實施方案。

以照顧殺人為主題的採訪已開始近半年了，至今卻未能與案件中的加害者進行深入的對話。我們拜訪了若干照顧殺人的案發現場，然而多數人都已搬家，僅能確定極少數人的下落。即使找到了當事人，我們的採訪請求也被相繼拒絕了。

木村茂便是其中之一。但我們還是與他進行了短暫的交流。最初拜訪時，他所流露出的欲言又止神情令我們略感振奮，但隨後他的態度卻愈發強硬。

「老實說，我覺得採訪的難度很高。」

「只能依靠最初的直覺了。事已至此，我們只能每天去拜訪當事者，試試能不能爭取到採訪機會了。」

暑假也沒有休息，全身心撲在採訪上的我們，眼見著仍毫無進展，不由得漸漸焦躁起來。

然而我們深知，以照顧殺人為主題，若想要寫出深入讀者內心的報導，對當事人的採訪是絕對不可或缺的前提。

若採訪無法進行，那麼這次策劃的專案也只能付諸東流，我們做好了這般覺悟。

那天下午一點左右，我的手機鈴聲響了起來。螢幕上顯示的是陌生的外縣市號碼。

按下接聽鍵，一名男性的聲音傳來。「你好，我是來自姬路市的民生委員[4]。聽說你們多次拜訪了木村茂先生的家。」

電話中的男子表示自己負責的正是茂所居住的地區。一聽到這話，我以為這通電話的目的是為了表達對我們頻繁拜訪的不滿，於是心裡開始尋思起如何才能平息事態。

然而，事實證明是我多慮了。

「事情是這樣的，木村先生與我商量是否該接受你們的採訪。我想先向你們瞭解一下採訪的主旨和內容。」

兩天後，九月八日，我們來到民生委員吉田孝司（69歲，化名）的家，此處距茂的公寓僅五百公尺之遠。我們向其說明採訪的相關內容。

據悉，在案件發生後，出於對茂的擔心，吉田每週都會去茂家拜訪，關心其生活狀況。

「我們住在附近的人，當時都沒能幫到木村夫婦。案件對我們來說也是痛苦的回憶，應作為沉重的教訓銘記於心。」

吉田先生說完，我們向其說明了企劃案的初衷，以及對當事人進行採訪的必要性。

——茂答應接受採訪。幾天後，吉田與我們取得了聯繫。

九月十四日，一個炎熱的秋日，對茂的採訪正式開始了。

下午五點左右。採訪地點在吉田家中，我們稍等片刻後，茂出現了。只見他身著米白色格子的polo衫、藏青色休閒褲，手裡拿著一頂灰色鴨舌帽。

4　在各市、區、村鎮工作的社工，為當地居民提供生活諮詢、援助，促進社會福利事業的開展。

雖然之前我們與茂在他公寓門前打過數次照面，但再次看到我們，茂仍然露出靦腆的微笑。

茂跪坐在和室的榻榻米上，輕輕啜飲一口桌上的涼大麥茶。

「我剛散步回來。」

茂笑容可掬地說道，只見他身上的polo衫背部有被汗水浸漬的痕跡。茂的表情柔和，完全想像不出他曾經殺過人。

「為祭奠妻子，我打算開始參拜巡禮[5]，散步就作為這個旅程的訓練啦。」

我們詢問了茂散步的頻率、路線等，進而閒聊起來。

隨後我們得知，第一次拜訪時碰巧遇見的男子，正是茂回鄉探親的兒子。

正當汗流浹背之時，茂目光真摯地看著我們，說道：「有什麼想問的，請儘管問吧。」

對於作為記者的我們提出的任何問題，茂都沒有一絲不耐煩，一字一句地耐心回答。他慢慢講述著自己的成長道路、案發當天發生的事情，以及對妻子的思念。

木村茂於一九三七年（昭和十二年）出生在兵庫縣明石市，父親是國有鐵路的職員，茂是家中排行第四的兒子。戰時，茂被疏散至兵庫縣佐用鎮，他留在了那裡，中學畢業後進入一家鐘錶店做學徒。

十七歲時，茂來到正從戰後瘡痍中慢慢恢復的姬路市，並在當地一家鐘錶店工作。

在茂二十七歲的某一天，有個熟人帶著一位女子到茂的店裡，並介紹他們認識。這位比茂小三歲的女子便是他日後的妻子，幸子。「幸子是個本性善良、脾氣溫和的人啊。」茂隨即便向幸子提出交往。

鐘錶店客人會將電影票作為禮物送給茂，於是茂經常帶著幸子去姬路站前的電影院約會。相識約一年後，茂與幸子結婚了。結婚時買的是雙人床，考慮到分床睡的話會影響夫妻關係，茂與幸子約定，未來的每一天都一起睡在這張雙人床上。

婚後兩人生了三個孩子，並且購置了現在居住的公寓。

隨著經濟高速成長期的到來，茂每天不知疲倦地辛勤工作。有時即使到家很晚了，茂還會繼續修理熟人拿來的鐘錶。

「為了能讓家人過上好的生活，我每天一心投注在工作上，忽視了對家人的照顧，家裡的事完全交給孩子他媽打理。」

一九九八年，茂退休了。三個孩子也都已長大成人，獨立生活。兩個孩子離開了家鄉，去往他鄉，一個孩子住在姬路市市內。

5 前往各處寺廟、神社等宗教場所參拜。

幸子毫無怨言地將三個孩子養育成人，孩子們都很優秀。茂在心裡暗暗發誓，退休後一定要帶幸子去各處旅行，回報她這麼多年的辛勤付出。

「我的退休金一共是一百萬日圓，我全部拿出來，買了一輛普通的三菱汽車，心想著以後能開著車去旅行了。買車、開自己的車對我們來說，都是人生頭一回呢。」

茂與幸子一起去了淡路島看激烈的旋流，去了兵庫縣豐岡市的出石吃美味的蕎麥麵。那時候，茂第一次買了手機。當時買的是掀蓋機，買來後立刻用手機給幸子拍了照片並設成桌面背景，照片上的幸子笑容靦腆卻燦爛。

雖然每月有十幾萬日圓的退休金，夫婦倆生活過得並不拮据，但為了能帶著幸子一起快樂地旅行，茂在退休後開始了送報紙的工作。

存下足夠的錢後兩人便會出發旅行。每兩個月出門一次，去了北海道的知床、旭川，還有沖繩縣的石垣島等地。甚至去了中國、加拿大等外國旅行。在加拿大的尼加拉大瀑布，坐著船經過瀑布邊時，互相看著被飛濺的水花溼透身體的彼此，茂與幸子哈哈大笑。

夫婦倆把旅行時拍的照片貼在自家客廳的牆壁上。隨著旅行次數的增多，總能看到牆上貼著近十張照片，定格著屬於茂與幸子的美好回憶。

兩人共同期待著即將於二〇一五年到來的金婚紀念日。

「我時常這麼和孩子他媽說，把親戚朋友聚集起來，盛大地慶祝吧。」

然而，這樣美好的期待並沒有持續多久。約莫是二〇〇九年的時候，在茂退休十餘年後，幸子的舉動出現異常。

幸子有時會突然把家中的衣櫥抽屜反覆開合，還會把不用的熨斗拿出來。在打工的餐館，她連簡單的點菜都會搞錯。「店家對我提出不滿了。」幸子和茂商量時如實道，茂聞言便讓幸子辭掉工作。

幸子每週會去兩三次游泳俱樂部。一天，茂陪著她一起去，工作人員見到茂便在他耳邊小聲說道：「您太太有時候連自己換泳衣都做不到，給其他客人帶來麻煩。」

「也許是上了年紀吧。」茂這麼說服自己。完全沒有想到幸子會得失智症。

二〇一一年四月，幸子騎電動車時摔倒，造成左手骨折。幸子因此沒法做家務，茂開始照料她的生活起居。之後，幸子異常的言行舉止一下子加劇了。

因為骨折正準備出門去醫院的時候，茂發現幸子光著身子，只穿了下衣，便急急忙忙地帶著她回屋裡穿衣服。

兩人一起在超市買東西時，幸子突然說道：「我尿溼褲子了。」

「怎麼會呢，竟然在超市裡？」

「我也不知道呢，走著走著就尿溼了啊。」

幸子滿臉悲傷地看著困惑不已的茂。

一定是哪裡出現了問題。當年九月，茂帶著幸子去醫院拜訪失智症專家。經醫師確診，幸子患上了失智症，且較為少見地併發巴金森氏症症狀。

「『這種病是無法痊癒的。但是我們一起努力吧，爭取讓病程進展得緩慢一點。』聽到醫師這麼說的時候，我覺得眼前一黑。但那時候，我的心頭立刻湧現出一種強烈的責任感，『只有我能守護孩子他媽了啊』。」

茂辭去報紙配送的工作，一心一意地照護幸子。

他隨即為幸子申請了介護保險服務，著手處理相關手續。首先幸子接受了照護及援助程度認定，以判定幸子需要接受何種程度的照護服務。

根據所需照護程度的不同，介護保險的給付額上限有所區別，所能享受的照護服務和照護方案也有相應變化。

負責對照護程度進行認定的是各自治體[6]的照護認定審查會，主要由醫療及福利等方面的專家組成。所需照護的程度，由輕到重可分為「援助一級」、「援助二級」和「照護一級」至「照護五級」，共七個等級[7]。

幸子被認定為「照護一級」，即生活的一部分有照護必要。從照護的必要性而言，幸子的症狀並沒有達到非常嚴重的程度，她每天會去機構接受日間照顧服務。

然而，在被確診為失智症約半年後，幸子的症狀逐漸惡化。

大約是二〇一二年的春天，幸子彷彿變了一個人似的暴躁易怒起來。肚子餓的時候，她會對茂怒吼：「快給我準備吃的！」

漸漸地，幸子已無法獨自洗澡、更衣。更有甚者，也許是因為不知自己何時大小便，未能及時更換尿布的緣故，穢物時常從尿布中漏出，把房間弄得骯髒不堪。

四月，幸子再一次接受了照護程度認定，這次被判定為「照護四級」，即幾乎生活的所有方面都有照護必要，距離最初的認定僅過了不到半年的時間，幸子的照護需求程度就加重了三個等級。

正值萬物蔥翠的五月，最終，幸子已認不出茂了。

「你這傢伙，是誰啊？」

「這裡是哪裡啊？」

6 日本實行的是兩級行政制，地方政府由跨區域的地方自治單位「都道府縣」和基本的地方自治單位「市町村」兩個層級構成。日本的自治體相當於臺灣的地方政府。

7 日本的照護需求分級判定方式，詳見本書頁二六七。

「你這傢伙真討厭啊。」

幸子在家頻頻對茂惡言相向。

「那時候，我總是點頭應承著，直到孩子他媽冷靜下來為止，我一直輕輕揉著她的背安撫她，有時這一過程要持續幾十分鐘。」

過去，下班回家總是很疲勞，幸子會用她那包容的笑容治癒我的心靈，那樣的幸子現在到哪裡去了呢？在我眼前的這個人陌生不已，她究竟是誰呢……與和從前判若兩人的幸子共度的每一天都彷彿巨大的石塊，沉重地壓在茂的心頭。

「竟從孩子他媽口中說出『你這傢伙』這樣的話。她已經再也不是從前那個溫柔的幸子了。活了一輩子，我從未有過比這更痛苦的經歷。」

回憶起當時的心情，茂的神情痛苦，悲傷地哭了起來。

二〇一二年的梅雨季節到了，自那以來，幸子的睡眠便成了問題，漸漸地已無法入睡。有時半夜要醒好幾次，醒來後便對茂大聲斥責。幸子的主治醫師開始為其開處方安眠藥幫助睡眠也是從那時候開始的。然而隨著時間的推移，處方藥也漸漸不管用了。

「你們啊，半夜實在太吵了。」鄰居們不禁抱怨。

幸子有便祕的毛病。一段時間沒排便的話，茂會給她喝中藥通便，然而有了便意後幸子卻來不及趕到廁所，就把床鋪和房間弄髒了。

為讓幸子能及時上廁所，茂讓她睡在離廁所近的房間。然而，因為房間在玄關旁，晚上幸子的聲音很容易傳到外面，影響鄰居。

也許幸子也覺察到自己給鄰居們帶來的不便吧，一天晚上，幸子喃喃道：「我想到外面去。」

「於是我把她帶到停車場，讓孩子他媽坐上副駕駛座，那輛車是我們當時為了去旅行買的。幸子只要一坐上車，心情就會變好，還會打起瞌睡來呢。」

自那以後，便開始了每晚開車兜風的生活。

原先還能起效的安眠藥漸漸地已對幸子發揮不了作用，每到半夜幸子就會變得很興奮，茂為了讓她平靜下來，除了帶著她開車兜風以外別無他法。這樣一來也能避免由於在家太吵鬧而影響到鄰居。

清晨，結束深夜兜風回到家後，茂便打開幸子枕邊的CD播放機，給她播放〈大象〉、〈鬱金香〉之類的童謠。茂會像哄孩子入睡一般輕拍幸子的後背，此時幸子便露出安心的表情，沉沉入睡。

每週有五天，幸子會去機構接受日間照顧服務。趁著幸子不在家的時間，茂便在家做些清洗工作，準備幸子的晚餐，忙完後喝上少許啤酒或燒酒，隨後小睡個兩三小時。

即便如此，每晚的深夜兜風仍然對茂的生活產生巨大的影響。茂漸漸感覺身體沉重、疲乏無力，整個人倦怠萎靡。

七月末的一天，照護援助專員白石看到茂疲憊的表情，於心不忍，力勸茂暫且把幸子送到全托照護機構去，好讓彼此的生活都走上正軌。

「『我要一直照料幸子直到最後一刻』，雖然我下了這樣的決心，但是這次，連住得很遠的孩子們也來說服我。而且因為照護，我已筋疲力盡，心想著，這一次就把幸子送到照護機構去試一試吧。」

八月，茂找到了姬路市內四所提供入住的照護保健機構，逐一遞交了入住申請。然而，每所機構的入住費用都在每月十萬日圓左右。有些民營養老院或高級會所花費更是高達每月二十萬甚至三十萬日圓，對於每月養老金只有十幾萬日圓的茂來說，這樣的開銷是他負擔不起的。

但是，所有機構給予茂的都是否定答覆——「我們目前沒有空床位。」

某機構的負責人如是向茂解釋：「我們這兒，目前有一百個人在排隊等著空床位。」

如果長期入住有難度的話，那麼不妨試試幾天或幾週的短期入住？茂這樣想著，決定試著申請短期入住服務。白石隨後找到了幾處符合條件的機構。

這一次得到的答覆並不是沒有床位。但是，一聽說幸子會在半夜大聲吵鬧，所有機構都拒絕了她的申請。

「我好不容易下定決心要將幸子送入照護機構，結果，並沒有人願意接收孩子他媽啊。果然還是只有我能照顧幸子啊。無奈之際，我還是這樣說服自己。」

雖然茂已感到身心俱疲、力不從心，但每到深夜，他還是堅持握著方向盤，帶著幸子外出兜風。不久之後，悲劇便發生了。

只見照片上的茂與幸子緊挨著彼此，露出燦爛的笑容，背後是噴射著激烈水流的魚尾獅像。照片攝於二〇〇七年，當時的茂與幸子正在新加坡旅行。

二〇一三年二月四日，神戶地方法院姬路分部的法庭正在審理該案件，木村茂因故意殺人罪被檢方起訴，出庭接受審判。茂對自己所犯的罪行供認不諱，事實確鑿無疑，因而審判的焦點集中在量刑上。

負責為茂辯護的是兩名由法庭指派的律師，辯護律師積極向法庭爭取對茂的緩刑判決，真摯地向陪審員講述茂與幸子曾經多麼幸福地共同生活著，並在螢幕上向法庭展示他們在新加坡旅行時的照片。

當時負責為茂辯護的一名女性律師這麼回憶道：「那是在我從事律師工作第二、第三年時所負責的案件。我對當時的主任、我的律師前輩這麼說道，總而言之盡力爭取緩刑判決吧。

那時候我抱著這樣的想法，如此令人悲痛的案件絕對不能與一般的故意殺人案件一概而論，我至今還記得當時自己竭盡全力為案件辯護的樣子。」

在第二天向被告人提問的環節中，茂講述了自己對幸子的思念。

——對於將您的太太殺害一事，您是怎麼想的？

「我想著我到底為什麼會做出那樣的事情呢？我做的事是無可挽回的，我的腦子裡滿是這樣的想法。我很想要賠罪，想說一句，真的對不起。」

——現在再回憶過去，您覺得怎麼做能夠避免這起悲劇的發生呢？

「我應該盡早把妻子送到照護機構去的，這樣就能避免悲劇的發生。」

——您的太太已經去世了，您現在每天都在想著什麼呢？

「我每天都在想著我的妻子。沒有一天不在想著。」

——生病後的幸子太太對您來說是怎樣的存在呢？

「生病後的幸子就像三、四歲的孩童，很可愛。」

——您曾經有過不想再照顧幸子太太的想法嗎？

「一次都沒有。」

——為什麼猶豫著不願送幸子太太去照護機構呢？

「我妻子心情好的時候，我們倆的日子過得真的很快樂。如果她去了照護機構，我們就不能經常見面，也不能一起生活了。」

——您曾經想過要永遠和您太太在一起嗎？

「是的。我一直是這麼想的。」

——如果當時您太太的病情繼續惡化，您還會繼續照顧她嗎？

「是的。我做好了準備，要一直照顧她直到生命的最後一刻。」

——今後您打算怎麼繼續生活下去呢？

「我未來的每一天都會想著我的妻子，我的幸子，直到我生命的盡頭。」

二〇一三年二月八日，神戶地方法院姬路分部宣布對茂判處有期徒刑三年，緩刑五年（求刑為監禁五年）。判決認定該案件是由照護疲勞所引起的。

審判長這樣解釋道：「被告的妻子幾乎每天從深夜至清晨都無法入睡，被告堅持深夜帶妻子外出兜風，全心全意地照護著妻子。被告無論是生理上還是心理上的疲勞都與日俱增。」

隨即，又補充道：「我們認為，被告對相伴四十多年的妻子的重視和呵護之情，自始至終都未曾動搖過。」

檢方也未提出上訴，判決最終塵埃落定。

二〇一六年七月，距離案發已過去近四年，當時為茂辯護的女性律師仍對茂的案件記憶猶新。

「木村先生是個傳統、保守又相當嚴謹的人，會面時他未曾流露過半句不滿。但是我很擔心，木村先生這樣平靜的表現會讓陪審員產生誤解，認為他並沒有反省之意，因而產生不好的印象。因此，我給了木村先生一本筆記本，讓他把對妻子的情感記在本子上。這樣一來，他的心中便會充滿對妻子的思念和懷戀。」

在被起訴之後，茂一直靜靜地待在姬路拘留支所的房間內，幾乎每天都會在Ａ４大小的筆記本上寫下自己對幸子的思念之情。擬題《心之日記》。簡記如下：

〈十月二十七日〉

我很後悔，和你在一起的生活，明明是快樂的日子比較多，自己究竟為什麼要殺了你呢？每天都在想，到底是為什麼呢？為什麼要結束你的生命？難道我已經喪失理智了嗎？對不起。我很後悔。

〈十月二十八日〉

請聽我說。兒子對我說，我不能繼續在從前的家裡住下去了。可那是和你一起共同生活了四十年的家啊，我們要永遠一起生活在這個家裡，你說呢？我想一直在那兒住下去。那裡還有你留下的印跡，處處是你的影子，我想在那兒與你共度餘生。

〈十月二十九日〉

幸子，謝謝你把我們的孩子養育成人。我總是以工作為由逃避自己的責任。現在想來，你總是毫無怨言地為這個家付出。謝謝你，幸子。

〈十一月二十九日〉

今天早上，我做了個夢，夢裡的我們正同枕共眠，相依相伴。想著睡在我身旁的你，正無比喜悅，突然聽到了叮咚叮咚的聲音，啊，原來是清晨叫早的報時聲。多麼幸福的夢境啊。好久不見了，幸子。是我親手結束了你的生命，對不起，幸子。

〈十二月二日〉

明天我似乎就能獲得保釋回家了。然而你卻回不了家了，只有我這個殺人犯獨自回家。

幸子，對不起，對不起。

〈十二月四日〉

我並不是有意要殺你的。幸子，我這麼這麼愛你，那天為什麼生出那樣絕望的念頭呢？我一直想著要好好照顧你，然而卻做出那樣的事。做出那樣無法想像的事情，親手結束了你的生命，我多麼想與你共赴黃泉。對不起啊幸子，只有我獨自活了下來。

殺害了妻子的茂的確罪孽深重，然而法庭以一紙緩刑判決，為這起悲慘的案件畫上了一個溫情的句點。原本恩愛有加的茂與幸子夫婦倆，卻因這殘酷的現實天人兩隔，想必陪審員也為這一切動容吧。

「幸子，我奪走了你的生命，真的很對不起。請你安息吧。」

二〇一五年九月十六日晌午，秋風漸起，這是茂第一百五十三次為幸子祈福。茂正行至西國巡禮[8]中的第二十四號寺院，位於兵庫縣寶塚市的中山寺，他雙手合十，向幸子吐露心聲。

茂已為幸子祈禱了一百五十三次。為祭奠幸子，茂正一直在四國八十八所[9]及西國三十三所[10]奔波，進行參拜巡禮。

在參拜巡禮的過程中，考慮到自己年事已高，茂有時也會心生退意，然而為了確認自己對幸子的感情，他仍然打算挑戰自我。二〇一三年三月，緩刑判決宣布後沒多久，茂便開始了參拜巡禮。現在，茂正要開始第二輪巡禮。

「我也想過，這趟巡禮得在哪兒結束啊，我沒法再繼續了，但現在，我想為了孩子他媽堅持下去。」

住在遠方的兒子曾邀茂前去與自己共住，但茂拒絕了，他現在仍住在曾是案發現場的自家公寓內。茂打算永遠住在這裡，因為這裡是一直以來，自己和幸子一起生活的地方啊。

二〇一五年十二月二日，一個寒意正濃的冬日。為了對茂進行第三次採訪，我們首次受邀來到茂的家中。我們得知，房間仍保留著案發時的原樣。

狹小的臥室面積只有四張榻榻米大小[11]，夫婦倆結婚時購置的雙人床占據了臥室的大部分

8 西國三十三所參拜巡禮。
9 位於日本四國地方，香川、德島、高知、愛媛四縣的八十八處宗教場所。
10 以京都為中心的三十三處宗教場所。
11 一張榻榻米大小約一點六二平方公尺。

面積。茂與幸子結婚四十七年以來，一直在此相依共眠。而後，茂也是在這張床上，親手結束了幸子的生命。現在的茂每晚仍繼續睡在這裡。

進入隔壁的起居室後，只見電視機旁擺放著一座高約兩公尺、筆直如柱的古老落地鐘。這也是夫婦倆結婚時購置的。滴答、滴答……落地鐘長長的指針不停歇地走著，彷彿記錄著茂與幸子共同走過的這幾十年充滿喜怒哀樂的人生軌跡。

牆上貼著幾張夫婦倆旅行時拍的照片。照片上的兩人笑容燦爛，幸福甜蜜。茂對我們說，這個家中充滿著他與幸子的回憶，只要待在這裡，便能感覺到幸子就在自己身邊。

既然如此深愛著幸子，為什麼要將她殺害呢？

「那時候的我，有種走投無路的感覺，精神幾近崩潰。現在想來，當時應該有能夠幫助我的人。但是，我卻獨自一人承受了所有的壓力，根本沒有時間考慮向他人求助。」

作為照顧殺人案件加害者的茂，向我們毫無保留地吐露自己的心聲。即使遭到家人反對，茂還是鼓起勇氣接受我們的採訪。最後，我們向他詢問了做出這個選擇的理由。

「照護這件事，愈想努力做好愈容易將自己逼入絕境。也許真的行之不易，但我希望人們看了我的故事後，能夠不要再和我犯一樣的錯誤。將我的經歷與大眾分享，也許能對他人有所幫助吧。」

夜晚，獨自睡在雙人床上的茂有時會突然醒來。那時候，深夜照顧幸子時的一幕幕便清晰地在眼前浮現，兩人一起的深夜兜風，在床上輕輕拍著幸子的背……

「我聽到孩子他媽對我說：『你今後也要一直向前看，好好地生活下去啊。』」

茂對此深信不疑，他下定決心，要連著幸子的那份一起，努力過好今後的每一天。

檢察官不能體會我的痛苦

「當時的我，也許已經失去理智了吧。」

二〇一五年九月十五日下午，我們在大阪府某綜合醫院一樓的走廊見到了山下澄子（69歲，化名），此刻她正坐在長椅上，向我們追述起八年前的今天所發生的事情。

二〇〇七年九月十五日那天，也是在下午四點半左右，天色尚亮。

時年六十一歲的澄子在自家的褥墊上勒住丈夫武（65歲，化名）的脖子，致其死亡。武患有腦梗塞和失智症，幾年前開始，澄子便在家對丈夫進行照護。

在痛苦的居家照顧過程中，澄子漸漸地失去了自我，最終，對摯愛的家人痛下殺手，釀成慘劇。案發後，澄子被判處三年有期徒刑。我們推測，澄子目前已經出獄，並且可能回到原來的住所。於是，二〇一五年八月三十一日上午十一點左右，我們冒著焦炙的暑氣，前去澄子的家拜訪。

從遍布工廠及倉庫的郊外主幹道拐上一條岔路，大約走上一百五十公尺的距離，一處建滿長屋及獨棟住宅的住宅區映入眼簾。其中，一棟建構橫窄縱深的木質兩層樓住家便是我們的目的地，看起來房齡可能已有四十年了，顯得格外陳舊。門外雖沒有名牌，但此處正是當時的案發現場。

按下門鈴後，我們聽到屋內傳來了聲響。隨即只見玄關的拉門被稍稍打開，一位體型嬌小、滿頭白髮的老婦人從裡屋探出了頭。

「請問您是澄子女士嗎？」

聽聞我們向她打招呼，老婦人露出訝異的表情。只見內裡未飾粉刷的房間地上擺放著裝塗料的瓶瓶罐罐。

「現在有許多人因家庭照顧的問題而陷入困境，我們正對此進行取材，此次拜訪是想聽聽您的經歷。」

我們向來到玄關應門的澄子提出採訪的請求。

澄子聞言低聲道：「我兒子現在正在二樓。而且周圍的鄰居也來來往往的……」

於是我們提出，可以在外另找個地方進行採訪，遂記下了澄子的手機號碼。約一週後，我們照著號碼打電話給澄子。

「那時候的事情，我光是回憶就感到很痛苦。」

一開始，澄子拒絕了我們的採訪。

「我們想讓更多人知道您的故事，會對他們有所幫助的。」

我們堅持道。也許是我們的初衷終於為澄子所理解了吧，她最終同意了我們的採訪請求。

「我在照護時落下了腰痛的毛病，現在也定期去醫院接受治療，那麼我們就在醫院見面吧。」

我們與澄子相約在她去醫院的日子見面。那一天正好是武的忌日。

醫院大廳熙熙攘攘地擠滿了前來看病的患者和探視的親友，在那裡我們見到了澄子，只見她身穿素色風衣，格子長褲，手裡推著用來裝行李的手推車。

「這裡有個可以講話的地方。」澄子邊說邊推著手推車，熟門熟路地帶我們朝大廳深處走去。一路上經過了檢查室等房間。

片刻後，我們來到位於走廊一角的飲料自動販賣機前，一旁有一排長椅。此處是個僻靜的角落，與大廳周圍的喧鬧擁擠相反，這裡幾乎沒什麼人來往。偶爾會有護理師推著帶輪病床轉運病人。

不知澄子是不是已經做好接受採訪的準備，能為我們講述過去的事情了？正想著，只見澄子從手提袋裡取出一張傳單，背面有用鉛筆做的紀錄，隨即她淡然地開始敘述起當時那日以繼夜、任勞任怨的照護生活。

「我的丈夫從事的是塗裝行業，過去生意火紅，蒸蒸日上。但是，大約是二〇〇一年的時候吧，因為經濟不景氣，工作一下子減少了。丈夫因而沉溺酒精，一蹶不振。」

沒有工作的時候，武就會外出溜達，在自家附近的自動販賣機買上一些簡易杯裝酒，然後一飲而盡。有時武會喝得爛醉如泥，直接躺在路上睡得不省人事。每當這種時候，澄子總會去接丈夫回家。

不久後，大約是案發兩年前，武得了腦梗塞。在接受治療後，武仍然落下了左側肢體偏癱的後遺症。那之後沒多久，武又變得愈發健忘，遂被確診為失智症。就這樣，澄子開始了在家照護丈夫的生活。

雖說武並非臥床不起，但大部分飲食起居都需要澄子在旁輔助才能進行，如上廁所、洗澡等每日必須完成的事項。到了二〇〇七年，也就是案發的這一年，武每天要去幾十次廁所。深夜的時候，武也會嘴裡叫著「喂」，作為讓澄子帶他去上廁所的信號，澄子因此一晚上要起來好多次。

身高不足一五〇公分的澄子艱難地支撐著約一七〇公分的武，蹣跚地來往於廁所與臥室。

武患有糖尿病，因此在飲食上有諸多限制，吃什麼、吃多少，都有講究。

「武經常會在半夜大聲叫嚷著：『給我吃點東西！』但是，不能隨便給他吃東西啊，我也就只能對他的要求置之不理。然而，武會因此一直不停叫喚，直到天亮。」

每週有三天，從早上到下午四點，武會去照護機構接受日間照顧服務。除此之外，澄子都在家片刻不離地照護著丈夫。

因為住院和治療產生的費用不菲，家裡的存款很快見底，甚至還背上了債務，連要交給照護機構的錢都沒有了。

「當時的情況非常窘迫，我甚至已無暇睡覺。」

案發當日，二〇〇七年九月十五日，星期六。午後，在曾作為塗裝業倉庫使用的小屋內，武正用步行器慢慢行走，不料不慎摔倒。

「好痛啊，好痛啊……」

武像個年幼的孩子一樣不停地叫嚷著。澄子生拉硬拽地把武帶回鋪著榻榻米的臥室，好不容易才讓他睡上褥墊。

武仍然不住地叫喚著：「好痛啊，好痛啊……」

「丈夫曾經是塗裝業的老闆啊。然而現在卻變成了這般模樣……看著武像個孩子般叫喚著的樣子，我心生憐憫又覺悲哀，只聽見心裡有個聲音在對我說，不如果斷地讓他解脫吧。」

記得從前因身體狀況不佳入院時，院方曾以「患者太吵鬧」為由，住院後不久就讓丈夫出院。出於這個考慮，當時也沒想要帶武去醫院。

不知不覺間，澄子已將身邊的毛巾執於手中。隨即她騎坐在趴臥著的武身上，用毛巾纏繞住武的脖子。澄子在丈夫頸後將毛巾兩端交叉，使出全身力量拉扯毛巾。

「對不起啊，對不起啊。」澄子在心中呼喊著。

只聽武發出「嗚……」的一聲呻吟，便沒了動靜。察覺到丈夫已無氣息，澄子稍稍緩了緩手上的力量。隨後，澄子讓武仰臥著，兩手交疊於胸前，並用毛巾蓋住了丈夫的臉。

「我在丈夫身邊呆呆地坐了一會兒。然後我開始不停地在自家的一樓和二樓上上下下，漫無目的地來回徘徊，直到同住的兒子下班回家。」

年過而立的長男邦男（化名）一到家便察覺到有所異樣，只聽母親向自己道歉，說著「對不起」。邦男一言不發，臉上隱隱地浮現出一絲悲傷的表情。

接到邦男的消息後，住在附近的長女三智子（化名）遂向警方報案。

澄子因故意殺人嫌疑被警方逮捕，據她供述，殺人動機是「想讓丈夫和自己都得以解脫」。

「偵訊室內，年輕的檢察官聽了我的供述，氣憤地對我說：『除了殺人之外，應該還有更好的解決方法吧！』『您絲毫不瞭解我內心的痛苦。』我說完失聲痛哭。」

澄子和武是經熟人介紹認識的。交往了一段時間後，兩人於一九七〇年（昭和四十五年）結婚。

武在塗裝業的工作非常順利。澄子在家做家庭主婦，養育兩個孩子。

武每天下班到家都很晚了，無暇照顧家事、陪伴家人，但他總會抽出時間，全家一起去旅行，這樣的家庭旅行每年都會有好幾次。有時一家人會和武雇用的員工一起，在武家鄉的琵琶湖邊快樂地露營。

邦男畢業後便在武的手下工作。那時孩子們都已長大成人，澄子有了更多的閒置時間，也開始為丈夫的工作打起下手。對於澄子來說，一家人能夠聚在一起工作，是最快樂的事。

三智子結婚後生了一個女兒，武相當疼愛這個小外孫女。有時夫婦倆會帶孩子去大阪市天王寺動物園遊玩，回來的路上，一家人便圍在一起吃河豚火鍋。雖然澄子和武有時也會吵架，但對於澄子而言，和丈夫在一起的時光，充滿著幸福快樂的回憶。

「然而，這無比幸福的生活突然遇到了轉折。由於塗裝業工作驟減，丈夫沉迷酒精，一蹶不振，從此生活漸漸偏離正軌。」

患上失智症的武與過去判若兩人，對曾經那般疼愛的小外孫女，有一次竟將電視遙控器扔了過去，嘴裡喊著：「你這傢伙是誰啊！」

案發前不久，澄子曾向照護援助專員傾訴自己的苦惱。

澄子道：「我已經到極限了啊，怕是堅持不下去了。」對方是一名年輕男性，並沒有及時給出回應。

「自己為什麼會殺害丈夫呢？直到現在我也說不清楚。當時一刻不停地照顧著丈夫，忙得連睡覺的時間都沒有，自己一定是在這個過程中發生了什麼改變吧。」

在醫院寂靜的角落裡，澄子輕聲低語著。

澄子至今仍居住在當年與武共同生活的家裡，也是在那裡，她親手奪去丈夫的性命。女兒三智子和已是高中生的外孫女常會來家中看望澄子，祖孫三人便圍坐在一起吃晚飯，其樂融融。

澄子把一些貼在自家牆上的照片帶來給我們看。只見照片上有年幼的外孫女站在生日蛋糕前靦腆害羞的樣子，還有在塑膠泳池內嬉鬧玩耍的身影。每一張照片都是武在生前拍攝的。

澄子小心翼翼地拿著這些照片，默默凝視著，不禁流下了眼淚。

「出獄後回到家時，外孫女這麼說道：『曾經那麼溫柔的外公啊，為什麼會得那樣的病呢？』竟然會對外孫女動粗。」

在武的忌日這天，澄子接受完我們的採訪回到家後，在龕座上擺上武生前最愛吃的萩餅[12]，雙手合十默默為丈夫祈禱。

對於澄子而言，生活或許不易，但她向我們展現的，仍是全心全意為家人著想的尋常老婦人的模樣。

「如果當時有人能幫助你，是不是就不會發生那樣的悲劇？」

最後，我們向澄子提出這個問題。澄子聞言思考片刻，答道：「如果經濟寬裕，能夠順利把丈夫送到醫院或照護機構去，又或者有人願意提供幫助，或許能夠避免悲劇的發生。但是，誰都不可能輕而易舉地幫忙承擔照顧的重擔。最終，還是只有我一個人面對啊。其他的事我也無能為力啊。」

夕陽西下，為了保護腰部，澄子慢慢地推著手推車，走上了回家的路。在火紅的晚霞映照下，我們目送著澄子的身影漸行漸遠。案發至今已過去八年，但案件所帶來的傷痛也許仍未曾磨滅。

殺害妻子的木村茂，以及奪去丈夫性命的山下澄子，是不是特殊環境中所產生的「特例」呢？

聽了兩人的自白，我認為他們絕非特例。不如說，**他們的故事所體現的，正是「我國照護相關制度不完善」這個不爭的事實**。

許多人正在直面家庭照顧所帶來的辛苦和煩惱，茂與澄子不過是將這所有的辛勞痛苦地獨自承擔了而已。然而，也許**正是因為缺乏尋求幫助的方法，他們才會獨自面對一切，陷入孤立無援的境地吧**。

其他照顧殺人或共同自殺案件中，一定也隱藏著相似的問題。

我們對二〇一〇年至二〇一四年的五年時間內，於首都圈一都三縣[13]及近畿圈兩府四縣[14]範圍內發生的照顧殺人案件進行篩選，以能夠確認審判紀錄，或能夠向有關人士進行採訪為標準，最終列出了共計四十四起案件，接著我們開始著手對案件背景、作案動機等進行分析。其中，也包括了茂的案件。

首先，我們將判決及審判紀錄、對律師及搜查相關人士的採訪紀錄、現場及當事人周邊的

12 日本傳統和菓子。
13 東京都、神奈川縣、千葉縣、埼玉縣。
14 大阪府、京都府、兵庫縣、奈良縣、滋賀縣、和歌山縣。

走訪調查結果等，整理成電子文檔。然而，由於數量龐大，全部整理完需要一定的時間。

二〇一五年九月的某日深夜，我仍在大阪總部社會部工作，在電腦上反覆閱讀著審判紀錄等資料。突然，我注意到幾個案件的資料中所共有的一個詞語。

那就是：**加害者的「睡眠不足」**。

於是，第二天開始，我們分頭在這四十四起案件的判決文書等資料中，尋找是否提及「睡眠不足」這個問題。結果顯示，其中有二十起，也就是近半數的案件（45％），法院在審判過程中認定加害者在案發當時存在「睡眠不足」這一情況。

許多加害者不僅在日間照護被害者，連夜間也不得休息，雖深感困擾卻也沒辦法，最終造成嚴重睡眠不足。

深夜，對平常人來說應當是深度睡眠的時間，為何此時還需要照護呢？

據熟悉照護情況的醫師說明，對於患有失智症或伴隨疼痛病症的患者而言，不可能保持較長時間的睡眠，患者常併發入睡障礙或妄想等症狀。有時患者會晝夜顛倒，出現半夜時分大聲吵鬧或頻繁上廁所等情況。

我們所列出的案件中，許多加害者都曾照護著「無法入睡的家人」。結果是，**照顧者自身飽受慢性睡眠不足之苦，逐漸陷入身心俱疲的境遇**。

在這二十起案件中，有九起案件的加害者在案發當時接受精神鑑定，被認定為處於憂鬱狀態或患有適應障礙。

對於我們的分析，一位精神科醫師做了如下補充：「**嚴重的失眠情況若持續不斷，很有可能演變成憂鬱症。晝夜不休的照護會造成照顧者嚴重睡眠不足，很有可能成為照顧殺人案件的誘因。**」

茂與澄子的故事並不是特例。茂過著連日深夜兜風的非正常生活，無法保證正常睡眠。澄子的丈夫整夜大聲叫喚，也導致其無法入睡。

除了這二十起案件之外，其餘案件的資料中並未提及加害者是否存在睡眠不足情況。然而，在這四十四起案件中，經法院資料確認，共計三十五起（80％）案件主要由照護疲勞所引起。實際受睡眠不足之苦的加害者的比例可能更高。

我們此次策劃的針對照護相關案件的專題報導，是業內首次對由照護疲勞引起的故意殺人或共同自殺案件進行橫向分析[15]。雖然審判資料及相關人士的證言等存在一定的侷限性，但根據我們的調查，部分照顧者飽受睡眠不足之苦的事實逐漸明朗。

與虐待兒童案件不同的是，目前的照顧殺人案件基本上不經由行政部門查證，只能經由司

15 橫向分析指的是在某一時刻點上，對社會現象或事物「橫截面」進行研究，探討研究對象變化的趨勢與規律，掌握研究對象在一定時間範圍內的基本結構狀況及特徵。

法程序對加害者進行懲罰，或根據其身心情況令其住院。

由於檢方與辯方對案件事實大多不存在異議，因此，作為司法程序核心的刑事審判環節，對照顧殺人案件通常也採取泛泛的解決方式。此類案件還有一項特點，由於是家庭內部發生的案件，往往被害者遺屬對被告的處罰訴求並不強烈。

法院對照顧殺人案件的被告判處長期監禁的案例少之又少，更別說死刑或無期徒刑了。因此，類似對加害者進行精神鑑定這樣耗時耗財的環節，司法部門重視甚少。

然而，若加害者在案發當時的精神狀態未經專家詳細查證，就不能對案件背景進行充分的瞭解，也不能將其作為教訓，以預防未來相似案件的發生。

我們認為，相關部門應對照顧殺人案件加害者的精神鑑定予以重視，並深入調查照護生活對照顧者身心帶來的影響。承擔照護行政職責的各自治體，也應對當地發生的照顧殺人案件進行研究分析，並探討未來的預防和應對措施。

總而言之，在龐大的案件資料中浮現的「睡眠不足」這個共通因素，體現了實際家庭照顧中的嚴酷現實。

同時，我們也發現了另一件值得關注的事情。雖然照顧者往往自認為已對照護生活習以為常，然而隨著歲月流逝，照顧者的身心仍逐漸被日積月累的疲勞所侵蝕，最終無可奈何地陷入痛苦無望的境遇。

長久以來全心全意照顧著家人的照顧者，卻最終變成了「殺人犯」，這樣的案件背後究竟隱藏著什麼不為人知的事實？我們對此進行了追蹤調查。

加害者的照護狀況及動機（根據法院裁定）
放棄工作全心全意照護家人，存款慢慢見底，萌生了與家人共同自殺的想法。
由於生活困難，無法接受照護服務，對未來悲觀。
母親半夜裡要叫好幾次救護車，自己無法正常睡眠。
姊姊會在半夜做出開瓦斯爐之類不可理解的舉動，導致自己夜不成眠。
母親會在深夜不住叫喚，或是想吐痰等，感到筋疲力盡。
自己也患上了失智症，出於經濟上的焦慮及照護疲勞，起了殺意。
妻子時常會邊叫著「著火啦」，邊做一些異常舉動，感到走投無路。
妻子在深夜不停地四處徘徊，感到身心俱疲。
弟弟有時會突然怒吼，還會做出其他暴力言行，導致失眠及適應障礙。
對照顧了三十六年的丈夫說「我已經不行了」，懇求他讓自己殺了他。
照護期間自己也患上了腰痛和憂鬱症，對未來感到悲觀。
為了讓妻子不在夜間四處徘徊，一直照護著妻子，長期無法正常睡眠。
因臥床不起的妻子症狀不見好轉而煩惱，並意識到照護的負擔之重。
在照護左半身癱瘓的丈夫期間，自己也得了腰痛的毛病，陷入抑鬱狀態。
自己的糖尿病惡化，還要照顧腰腿不便的妻子，陷入困擾。
照護影響了自己的工作，對未來感到悲觀。
看到精神錯亂的妻子的種種行為，心疼又深感悲哀，遂決意將其殺害。
一邊要照護因重病臥床的丈夫，一邊還要工作，感到身心俱疲。
女兒生活無法自理，因而強迫其共同自殺。
因為支付母親的住院費和治療費造成生活貧困，因而強迫其共同自殺。
自己也因糖尿病被認定為需要接受照護，對照護妻子感到無能為力。
不分晝夜，每兩小時就要為丈夫換一次尿布，長期無法正常睡眠。
看到妻子痛苦的樣子，想讓其解脫。

對四十四起照顧殺人案件的分析（每日新聞大阪社會部採訪組）

	地區	加害者	被害者・主要病因	加害者的失眠情況	加害者是否憂鬱
二〇一〇年	兵庫	兒子（51）	母親（85）・未知	—	—
	兵庫	兒子（48）	母親（80）・失智症	—	—
	奈良	女兒（42）	母親（67）・未知	○	▲
	東京	弟弟（66）	姊姊（78）・失智症	○	●
	東京	兒子（52）	母親（80）・失智症	○	—
	東京	丈夫（71）	妻子（69）・思覺失調症	—	▲
	神奈川	丈夫（78）	妻子（72）・憂鬱症	○	—
	神奈川	丈夫（85）	妻子（79）・失智症	○	—
	神奈川	姊姊（65）	弟弟（61）・思覺失調症	○	▲
	埼玉	妻子（69）	丈夫（78）・全身癱瘓	—	—
	埼玉	丈夫（67）	妻子（60）・思覺失調症	—	●
	千葉	丈夫（77）	妻子（79）・失智症	○	—
	千葉	丈夫（81）	妻子（78）・未知	—	—
二〇一一年	大阪	妻子（74）	丈夫（75）・頸椎病	—	●
	東京	兒子（63）	母親（84）・失智症	—	—
	神奈川	兒子（47）	父親（78）・失智症	—	—
	神奈川	丈夫（85）	妻子（81）・失智症	—	—
	神奈川	妻子（55）	丈夫（66）・未知	—	—
	神奈川	父親（67）	女兒（39）・思覺失調症	—	—
	千葉	兒子（62）	母親（89）・失智症	—	—
	千葉	丈夫（87）	妻子（90）・失智症	—	—
二〇一二年	大阪	妻子（83）	丈夫（84）・膀胱癌	○	—
	大阪	丈夫（66）	妻子（67）・風溼病	○	—

※ 表中所列為案發時的年齡。
○ 有。　— 沒有。
● 案發時被診斷為憂鬱症或抑鬱狀態。
▲ 適應障礙等。

加害者的照護狀況及動機（根據法院裁定）
自己罹患大腸癌，還要照護妻子，每晚妻子都要去好幾次廁所。
因為照護幾乎整晚不睡的妻子，日積月累下疲憊不堪。
夜間要陪護家人去好幾次廁所，因而睡眠不足，感到走投無路。
照護女兒整整四十年，逐漸體力不支，睡眠不足，患上了憂鬱症。
女兒的症狀惡化，會做出粗暴的言行，對未來感到悲觀。
妻子有時會把東西扔到地上，有時手腳亂動，對這些異常舉動感到苦惱。
母親無法獨立去廁所，連自己是誰都不知道，為母親感到憐憫悲哀。
因片刻不離地照護女兒，自己患上了憂鬱症，對女兒的將來感到悲觀。
看到妻子的舉止如孩童一般的樣子，深受打擊，患上了憂鬱症。
自己由於腦溢血而半邊身體不聽使喚，很難再繼續照護妻子。
對於照護及開銷問題等感到憂慮，患上了憂鬱症。
自己承擔了所有的家務，但因為妻子說「想要解脫」，遂與其共同自殺。
是家中的支柱，一直照顧爺爺，但因照護疲勞而陷入了抑鬱狀態。
對妻子的深夜徘徊以及暴力言行感到身心俱疲。
為照顧母親，自己睡眠不足、食欲不振，患上了憂鬱症。
患上失智症的丈夫言行變得暴力，因照護丈夫感到精神壓抑，內心痛苦。
不停歇的照護導致睡眠不足，最喜愛的報紙都提不起勁讀，患上了憂鬱症。
母親因事故導致臥床不起，在照護母親整整十年後，患上了憂鬱症。
因為對照護及照護費用感到憂慮，持續夜不成眠，最終筋疲力盡。
兒子的大便經常會將房間弄得汙濁不堪，為兒子感到絕望。
母親有時會大便失禁，說出粗暴的言語，衝動之下將其殺害。

	地區	加害者	被害者・主要病因	加害者的失眠情況	加害者是否憂鬱
二〇一二年	大阪	丈夫（86）	妻子（84）・失智症	○	—
	兵庫	丈夫（75）	妻子（71）・失智症	○	—
	兵庫	丈夫（77）	妻子（73）・巴金森氏症	○	—
	奈良	母親（85）	女兒（62）・腦性麻痺	○	●
	滋賀	母親（73）	女兒（37）・自閉症	—	—
	和歌山	丈夫（70）	妻子（66）・憂鬱症	—	—
	千葉	兒子（48）	母親（83）・失智症	—	—
二〇一三年	大阪	母親（57）	女兒（29）・難治之症	○	●
	大阪	丈夫（80）	妻子（73）・失智症	○	●
	滋賀	丈夫（83）	妻子（83）・失智症	—	—
	東京	兒子（46）	母親（69）・難治之症	—	●
	東京	丈夫（79）	妻子（75）・憂鬱症	—	—
	神奈川	孫子（47）	祖父（96）・未知	—	●
	神奈川	丈夫（76）	妻子（77）・失智症	○	—
	神奈川	女兒（70）	母親（98）・未知	○	●
	神奈川	妻子（75）	丈夫（79）・失智症	—	—
二〇一四年	大阪	丈夫（85）	妻子（80）・未知	○	●
	大阪	女兒（46）	母親（63）・交通事故	○	●
	兵庫	丈夫（66）	妻子（64）・失智症	○	—
	東京	母親（72）	兒子（54）・失智症	—	—
	神奈川	兒子（50）	母親（77）・失智症	—	—

※ 表中所列為案發時的年齡。
○ 有。　— 沒有。
● 案發時被診斷為憂鬱症或抑鬱狀態。
▲ 適應障礙等。

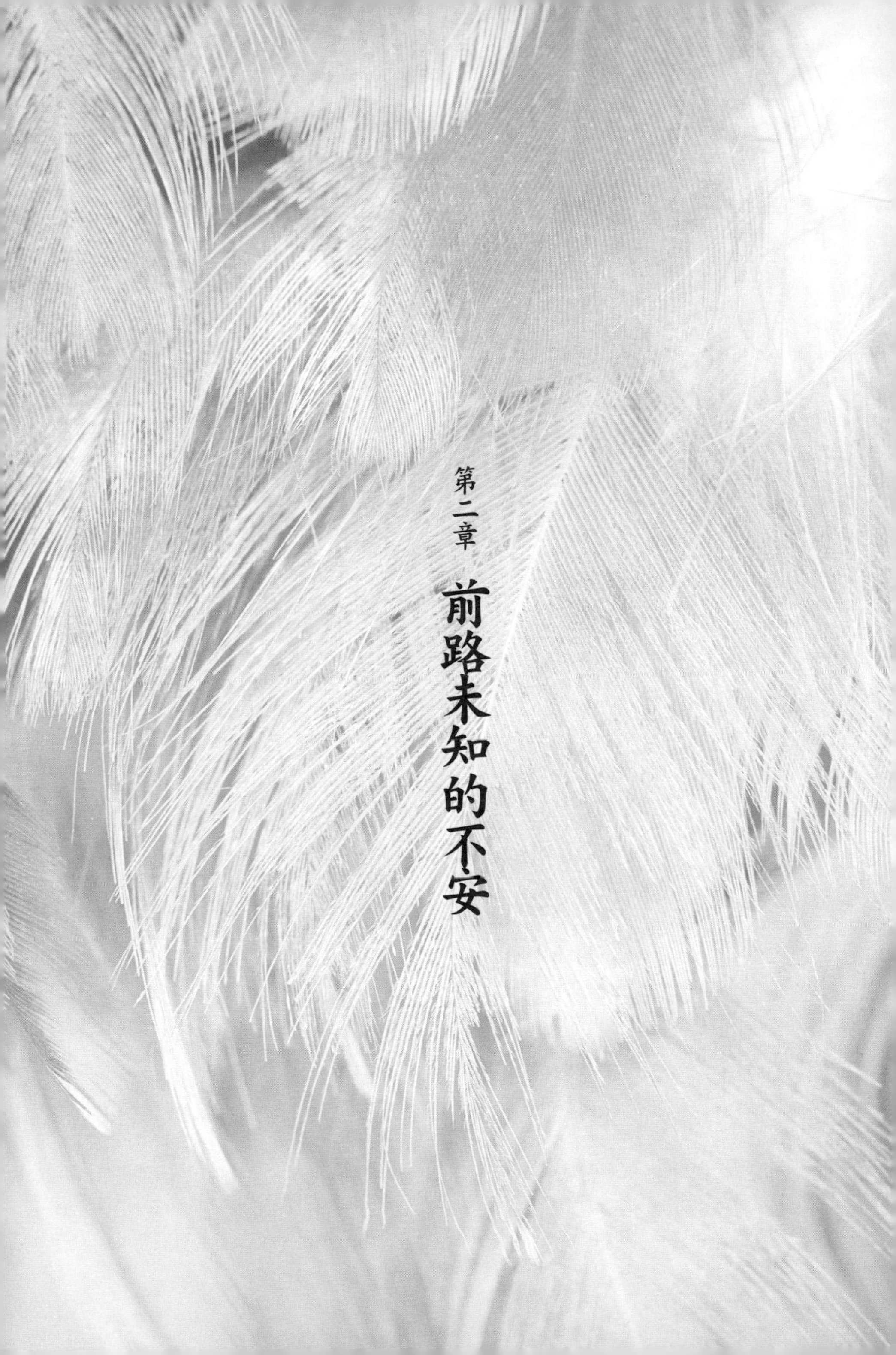

第二章 前路未知的不安

長期照顧，彷彿一條沒有出口的隧道

二〇一四年春天的一個晚上，花落後的櫻花樹枝葉正隨風搖曳，大阪府內一處圍繞著小學而建的住宅區同往常一樣，此時已一片靜謐安寧。然而，在一棟白色外牆、年代久遠的小型兩層樓住家中，此刻卻正發生著什麼不同尋常的事。

藤崎早苗（46歲，化名），無業。此時她正在家中一樓的房間內將數粒安眠藥搗碎，溶於水杯裡。

在一旁的照護床上躺著的，是早苗的母親真由子（63歲，化名），真由子的胃裡連接著「胃造廔」的管子，可將營養液直接導入。和打點滴的原理一樣，將營養液注入上方吊置著的透明容器後，就能順著管子進入真由子的體內。

早苗手握溶有安眠藥的水杯，隨即悄然將水倒入透明容器內。而後，自己也服用了安眠藥。

早苗心想，此後的疼痛想必劇烈異常，藉著安眠藥的藥效，應該能稍許緩和一點吧。

早苗跪坐在真由子身邊，湊近母親的耳邊輕語：「我們一起解脫吧。」

真由子彷彿微微頷首，早苗向母親說了聲「對不起」。

不久之前，早苗已將手機扔進了自家附近的池塘裡。這個邊長五十公尺左右的三角形池塘是為農田供水而建的，四周圍著高約兩公尺的鐵絲網。自行車、輪胎等非法傾倒的大型垃圾浮現在渾濁的水面上。

早苗把手機扔進這如同無底沼澤般的池塘，可能是想由此將所有的人際關係、社會連結完全切斷吧。

將手機扔進池塘後，早苗回到家中，仔細地將存摺、印章及遺書置於廚房內的餐桌上。遺書是寫給父親浩二（64歲，化名）的，父親當時因外出工作不在家。遺書內寫著「我已到極限了」、「終於能和媽媽一起到天堂自在地生活了」等語句。

隨後，那一時刻來臨了。溶有安眠藥的水正經由胃造廔的管子進入真由子的體內。

早苗從廚房拿來了刺身刀（刀刃長約三十公分）和菜刀（刀刃長約二十公分）。——盡量不讓母親承受痛苦。早苗這樣想著，最終選擇了看起來更為鋒利的刺身刀。

關了燈，室內一片漆黑，漸漸適應黑暗後，早苗看清了母親的表情。她靜靜注視著母親，頭腦中不斷湧現出與母親在一起的快樂回憶。

早苗就這樣手裡拿著刀，一動不動地靜靜站了約十分鐘。晚上九點左右，早苗似是下定了決心。她手持刺身刀，尖端朝下，向真由子的左胸用力刺下，總共刺了四下。

隨後，早苗靠近母親，仰躺在床上。舉起刀，朝自己的腹部扎下數次。

正在這時，住在附近的早苗前男友木本誠（化名）穿著睡衣，開著車火速趕到了早苗家。木本稍早前打了早苗的手機卻發現無法接通，便急忙趕來查看。

木本大約半年前與早苗重逢，當時早苗話語間流露出「想死」的念頭，因而木本時常透過電話或簡訊與早苗聯繫，確認其是否平安無事。

此時家中一片黑暗。

「快開門！」木本在玄關大聲叫道。

「好痛……我動不了。」黑暗中傳來早苗的聲音。木本立刻叫了救護車。

救護車趕到，木本和救護人員一起進入早苗的家中。

躺在床上的早苗和真由子已渾身是血。

「到底發生了什麼事啊……」木本的聲音顫抖。此時早苗已意識模糊，毫無反應。

救護人員首先將真由子抱起，準備為其使用呼吸器。正在這時，早苗緊緊抓住真由子的手，竭盡全力地喊道：「我要和母親一起走！」

真由子被送往醫院後確認死亡。其胸部和腹部共有四處刺傷，背後也有一處傷痕。然而，已臥床約十二年半的真由子，身上卻看不出有絲毫褥瘡。

早苗的腹部有五處刺傷，傷勢嚴重，但最終保住了性命。

本案中的加害者對母親全身心的照護已持續十年有餘，然而最終卻落得這般悲慘的結局，巨大的落差令人唏噓，這也成為我們關注這起案件的理由。

普遍認為，經歷長期照顧生活的照顧者已掌握照護的要領，並逐漸形成習慣，不會再因照護導致痛苦絕望。

早苗案件的審判即將開始的時候，適值我們對照顧殺人案件進行取材之時，此案遂引起我們的關注。

為充分瞭解案件的詳細經過及當事人的家庭狀況，並聽一聽被告及家人親述的證言，我們參與了庭審的旁聽。當時的我們還抱著一種想法：無論如何，親眼見到被告本人後，也許便能獲得直接採訪的機會。

早苗因故意殺人罪被檢方起訴，該案的首次公審於二〇一五年六月十九日上午十點在大阪地方法院堺支部進行。

審判當時，早苗已獲得保釋。故意殺人案件作為惡性犯罪，在法院審理之前被告就獲保釋的情況實屬罕見。考慮到本案是照顧殺人案件，結合案件的特殊性及早苗的心理狀況，法院也許是酌情給予被告特別照顧吧。

早苗與父親浩二由旁聽者出入口走進法庭。

只見早苗一頭黑色短髮，戴著銀邊眼鏡，身穿藏青色襯衫及長褲。眼前這個穿著樸素、表現平靜的中年女子並無絲毫特別之處，給人感覺絕不是會犯罪的人，更別提做出殺害母親這樣的事了。父親浩二剛剛步入老年，此時表情略顯僵硬。

開庭前，早苗在辯護律師身邊落坐。旁聽席最前排坐著浩二和親屬，以及新聞記者等參與報導的人員，分別僅有寥寥數人稀鬆入座。

當時，照顧殺人案件並未引起社會廣泛關注。聽聞此案的人本就極少，更別說對審判予以關注了。此時共四十個座位的旁聽席有大半空著，也就不難理解了。

六名陪審員及三名法官入庭後，書記官喊出了「起立」的口令。在場人員全體起立，同陪審員等一道行禮後落坐。

主審法官宣布開庭，隨即道：「請被告人上前。」早苗於是步入法庭正中央。只見她神色緊張，緩緩地在證人席前站定。

早苗向法庭陳述了自己的姓名和住址。她的聲音細弱，如同蚊子一般。

檢察官閱讀了起訴書。隨後，主審法官詢問早苗對起訴書內容是否存在異議。

早苗用輕不可聞的聲音回答道：「沒有異議。」

辯方律師認為，「被告由於照護疲勞患上憂鬱症等疾病。」雖然犯罪事實明確，但被告案發當時並不具備完全刑事責任能力，應予以緩刑判決。

關於上述內容，刑法做出如下規定：案發當時，犯罪者處於精神失常狀態，認定其不具備刑事責任能力，不予以刑罰。案發當時，犯罪者處於精神衰弱狀態，認定其不具備完全刑事責任能力，酌情減輕刑罰。

精神失常指的是，由於精神疾病等，當事人失去判斷是非的能力，且無法依據自己的判斷力做出相應行為。精神衰弱指的是上述能力顯著減弱。

辯方律師認為，早苗由於照護疲勞患上憂鬱症，案發當時處於精神衰弱的狀態。

即便如此，對於四十多歲的普通女性而言，人生之路還很漫長，為何早苗要將母親殺害，並想與之共赴黃泉呢？早苗究竟有著怎樣的痛苦經歷，會讓她走上這樣的絕路呢？

根據檢方及辯方出示的證據及供述，以及法庭上案件相關人士所提供的證言，在我們眼前呈現的早苗的照護生活，實可謂壯烈。

最初的悲劇可追溯至案發約十二年半以前。

二〇〇一年十月十九日早晨，真由子正騎著自行車行至自家附近的十字路口，不料遭到一輛由年輕女子駕駛的汽車猛烈撞擊。真由子的頭部受到重創，一度徘徊在生死邊緣。

當時在超市工作的早苗正在參加早會，接到消息後，立刻趕往醫院。未想她面對的，是無比殘酷的現實。

醫師向早苗說明真由子目前的情況：「這兩三天是危險期。即使挺過來了，也不一定能恢復意識。」

如果一直無法恢復意識，真由子就會成為所謂的植物人。那樣的話，還要不要繼續維持生命呢？面對醫師的詢問，她毫不猶豫地做出選擇：「要繼續維持生命。」

此後，早苗每天要去醫院三次，照料陪護真由子。她有時會握著母親的手，有時為母親搓搓身子，心中時刻祈禱著母親能夠恢復意識。

幾十天過去了。終於有一天，真由子突然恢復意識。對於正要放棄希望的早苗來說，這無疑是一個奇蹟。但是，甦醒後的真由子運動和語言能力幾乎為零，只有右手等處能稍稍活動，且完全發不出聲音。

恢復意識後的真由子穿著尿布，每日每夜靜靜地躺在病床上。食物也是透過胃造廔攝取的。且為防止窒息，需要定時為她吸痰。當時的真由子需要二十四小時不間斷的照護。

真由子就這樣在醫院住了兩年後，早苗提出要將母親接回家由自己全權照顧。

「醫院的照護無法做到無微不至，有時候甚至很粗糙。而且我不在，媽媽也會感到孤獨。」

浩二對此表示反對：「那樣，把真由子送到照護機構去吧。在自家照顧是不可能的。」然而早苗對父親的話置之不理。

「我想要永遠照顧母親。在家照顧是最好的了。」

當時三十五歲的早苗，此後在醫院住了約一週，向護理師學習吸痰的方法、胃造廔的使用方法等必要照護技能。隨後她辭去超市的工作，成為無業狀態。

自那以後至案發的約十年間，早苗任勞任怨地照護著真由子，一天都沒有休息過。她每天的行程是這樣的：

●早上四點：起床。以胃造廔餵母親吃流質食物。換尿布、吸痰等。
●早上七點：洗衣、打掃等家務。
●早上九點：購物。第二次餵食流質。
●正午：為真由子洗澡。
●下午三點：第三次餵食流質。
●下午五點：第四次餵食流質。
●晚上十點：睡覺。為防止生褥瘡，每一小時左右為母親翻身。更換尿布、吸痰。

日以繼夜，早苗每天都不斷重複著上述日程。真由子感冒的時候，早苗不眠不休地為她吸痰，調節被子中的溫度。

在家進行家庭照顧的這十多年間，早苗從未睡過一個好覺，也從未在外住宿過，更別提旅行了。

早苗有時會受邀外出吃飯，但總是因為擔心真由子，出門三十分鐘左右就急著趕回家。她漸漸地失去了與朋友的交流，和交往的木本也分手了。

早苗一家共有四口人，父母、弟弟和自己。父親浩二是卡車司機，經常不在家，全靠堅強能幹的真由子操持家事。

早苗與真由子關係緊密是眾所周知的，早苗從小就總愛黏在母親身邊。事實上，對於早苗來說，能在母親做菜或是做針線活時待在她身邊，就是一種幸福了。

早苗成人後，母女倆的關係依舊親密無間，經常一起外出遊玩或購物。因此，當真由子遭遇交通事故臥床不起後，早苗理所應當地認為，只有自己能夠給予母親完美周到的照護。

雖然出事後的真由子無法再像過去一樣，和早苗一起逛街、互訴煩惱，但每當早苗對母親說話的時候，真由子的臉上總會浮現出微笑，嘴一張一闔，彷彿想說什麼似的。

「媽媽覺得高興呢。」

看到真由子的反應，早苗覺得所有的疲勞頃刻間煙消雲散，且深刻地感受到自己存在的價值。早苗由衷地相信，有朝一日，一定能像過去一樣，和母親有說有笑地生活。抱著這樣的信念，早苗更是全心全意地照護著母親。

然而，就在家庭照顧正好步入第十個年頭的當口，早苗感到自己的身體狀況出現異樣。身體變得愈發沉重，且時感倦怠。早晨起床也變得很困難。

將真由子從護理床上移動到別處愈發吃力。以前能抱著母親一口氣走到浴室，現在卻要在途中坐下休息好多次。

為母親換尿布、擦身體等，對早苗而言也儼然成了吃重的體力活，不再像過去那樣做得輕鬆順手。眼見生活逐漸偏離正軌，早苗開始變得焦慮起來。

此後，隨著真由子身體狀況的惡化，早苗變得愈發焦慮。同時，早苗身體僵硬的情況進一步加重，且患上了腸阻塞等疾病。早苗有時會按摩腹部緩解不適，有時用熱毛巾包裹身體以緩解僵硬症狀，但都效果不彰。

二〇一四年年初，案發前約四個月。早苗萌生「想死」的念頭。她變得食不下嚥，一個月內體重下降了十公斤。

感到自身狀態不佳的早苗內心不安感加劇，眼見真由子的狀態也每況愈下，早苗腦海中閃現「讓媽媽解脫」這樣的念頭。如果和媽媽一起死，我們就都能解脫了……

早苗對於母親的照護力求做到完美，且未曾尋求同住的父親或住在別處的弟弟的幫助。事實上，早苗與浩二經常因生活瑣事關係緊張。

案發當日早晨，早苗沒能按照慣例在四點起床。這樣的情況從未有過。無論早苗怎麼努力，身體就是不聽使喚。

早苗在法庭上述說當時的心情：「感到自己終於到極限了。」

「根據鑑定結果可以認定，被告在案發當時患有憂鬱症。」

二〇一五年六月二十四日，為早苗進行精神鑑定的男性精神科醫師作為辯方證人出庭作證。

在被起訴後，早苗接受精神鑑定，被認定為在案發當時患有中度憂鬱症。負責鑑定的精神科醫師作為證人出庭，說明早苗的情況：「由於照護的疲勞、母親症狀惡化，被告產生了絕望感，加之自身的更年期症狀、與父親的不和，以上都是引發憂鬱症的關鍵。患上憂鬱症後，被告產生求死意願，也就是有了想死的念頭。」

憂鬱症指的是：由於生理及心理上的壓力，導致腦功能失調的狀態；出現下列症狀且持續兩週以上：心情沉重、感到疲勞仍無法入睡、做什麼事都無法提起興致。

這種疾病可能是引發自殺及共同自殺的主要因素。反之，根據第一章中精神科醫師所述，若因為某些原因長期無法正常睡眠，很可能引發憂鬱症。患上心理疾病的早苗，本該尋求治療，但無論是早苗自己，還是身邊的人，都沒有認知到這點。且諷刺的是，直到悲劇發生後，早苗的病才首次為人所知。

法庭上的早苗時常哭泣。無論是檢察官在對案發當時的情況進行說明的時候，還是證人們在敘述母女間親密關係的時候，早苗都用手帕捂住眼睛，不住啜泣。

在向被告人提問的環節中，早苗述說了自己對母親的感情。

辯護律師：「您為什麼覺得除了死之外沒有別的辦法了呢？」

早苗：「我想從照護的辛勞中解脫，而且看著母親臥床不起的樣子，覺得她也一定很辛苦吧。」

辯護律師：「臥床不起的母親（對於您來說）是怎樣的存在呢？」

早苗：「是像孩子一樣的存在。母親沒法離開我生活。」

辯護律師：「如果母親看到現在的您，會對您說什麼呢？」

早苗：「母親會對我說，你要堅強地活下去。」

辯護律師：「您今後打算怎樣生活下去呢？」

早苗：「我會一邊祭奠母親，一邊努力生活。」

法官：「交通事故發生之後，您選擇為母親繼續維持生命。既然如此，為何後來又尋求和母親共同自殺呢？」

早苗：「最初，我的身體狀況沒有問題，能夠照顧母親，但案發之前，我感到自己身心狀況都已到極限了。」

法官：「對於親手將母親殺害這個事實，您是怎麼想的？」

早苗：「我很後悔。」

六月二十五日，在案件的結案辯論審判中，檢方以憂鬱症的影響輕微為由，認為被告在案發時是具備完全刑事責任能力的，應對其判處有期徒刑五年。

審理結束前，被告還有最後一次陳述機會，早苗站在證人席前，如是說道：「**雖然我親手將媽媽殺害，但如果還有來世，我仍然想做媽媽的孩子。**」說完便泣不成聲。

此時的法庭一片寂靜，只聽到女性陪審員的抽泣聲，切切迴響。

七月，案件終於宣判。經陪審員一致裁定，判處早苗三年有期徒刑，緩期五年執行。

判決指出：「被告受到憂鬱症的影響，無法正確認識現狀並合理應對。被告陷入一系列錯誤的認知，認為只有自己能夠照護母親，要想擺脫照顧生活，只能尋死；如果自己要死，就得和母親共同自殺。最終釀成悲劇。」因而法院認定，受憂鬱症影響，被告在案發當時處於精神衰弱狀態。

進一步而言：「被告長期全身心地照護母親，最終筋疲力盡，因而決意強迫母親共同自殺。考慮到案件的緣由，很難對被告的行為予以強烈譴責。」法院對早苗的情況表示同情，並對做出緩刑判決的理由進行說明。

主審法官在宣讀判決書期間，證人席前的早苗始終垂著頭，默默地聽著。

約十分鐘後，判決書宣讀完畢，主審法官抬起頭看著早苗，道：「如果當時你能向他人尋求幫助，或及時去精神科就診，就能避免悲劇的發生。一思及此，不免令人嘆息。希望今後，你遇到困擾煩惱不要獨自承受，要及時傾訴，並尋求幫助。」

早苗聞言，向法官深深地鞠了一躬。

法官繼續道：「還有一點。已去世的母親對你的犯罪事實會怎麼想呢？我認為，你的母親絕不想與你共同自殺。母親對你的愛，就如同你對母親的愛一樣，你們彼此珍視對方，愛著對方。母親的內心一定希望，今後的你能夠珍愛自己的生命，好好地活下去。請你牢記於心，今後珍愛生命，好好地活下去。」

此時的早苗已熱淚盈眶，她強忍住眼淚，再一次深深地鞠了一躬。

判決後，我們透過辯護律師向早苗提出採訪的請求。然而，請求被拒絕了。律師向我們解釋道：「早苗本人和父親都拒絕接受採訪。父女倆也許是不想因這起案件再被打擾。」

但是，我們仍想直接與早苗溝通，聽一聽她拒絕採訪的理由，哪怕只是一句話也好。

判決過後幾天，七月六日。我們從大阪市中心搭乘電車，前往早苗的家。經過大約一小時的車程，我們到達了早苗居住的位於郊外的街道。

在目的地附近的車站下車，根據地圖所示，步行約十分鐘後，我們來到早苗家門前。按下大門對講機後，浩二出來應門。但是，他的回答是：「事情已經結束了。」浩二的態度很明確，並不想接受我們的採訪。

在那之後，我們又上門拜訪了兩次，但按下門鈴後卻始終無人應答。

然而在八月二十一日這天，當我們再度拜訪，浩二不知何故讓我們進了家門。我們來到一樓的起居室。只見架子上擺放著小小的相框，照片上是躺在床上的真由子的模樣。

我們經過案發的房間，但房門緊閉，沒法看到房間內的樣子。隨後，我們在起居室的椅子上坐下，浩二首先開口說道：「我女兒現在不在家。她現在在精神科醫院，被要求強制住院。總之先住兩個月。我對她說，就算是為了你媽媽，你也要堅持啊。」

判決後，檢方未提起上訴，但向法院提出，依據醫療觀察法，針對精神失常等情況，應對被告進行憂鬱症的治療。最終，法院判定，自七月末開始的兩個月內，早苗需進行鑑定住院。鑑定住院將判斷患者是否有住院治療的必要。其結果顯示，早苗必須住院接受治療。

在我們向浩二詢問有關案件的事情時，浩二這麼回答道：「過去我讓女兒獨自承擔所有的照護重擔，讓她經歷了這麼多的痛苦，甚至連她患上憂鬱症都未曾察覺。」

他的話語中充滿悔意。但我們想進一步詢問案件細節的時候，浩二對我們說：「已經是過去的事了。我不想再回憶了。」至此便不再多言。

十月三日，在早苗住院兩個月後，我們再度前去拜訪。

浩二告訴我們：「早苗上週出院了。現在一直在家，但是採訪的話恐怕還是不行。」

又過了大約一個月，十一月四日下午兩點左右，面對我們的再次拜訪，浩二在玄關接待了我們。

浩二表示，早苗現在正在二樓的房間內。

「我得去問問她願不願意接受採訪。」

浩二說完，便上到二樓去。我們略感期待，但結果還是得到否定的答覆。

「早苗說她不願接受採訪。也許是對回憶案件的事情感到恐懼吧。」

當我們詢問早苗的近況時，浩二態度一變，稍顯高興地告訴我們：「早苗現在每天都會去超市打零工，今天也去了，剛剛回來呢。目前仍定期去醫院接受憂鬱症的治療，每週還會到母親的墓前去祭奠母親。明天她會去律師那兒完成相關文書的流程。這樣一來這件事終於能夠結束了。」

因殘酷的交通事故而開始的長期、迷茫的照護生活，最終以悲劇落幕。雖然就取材而言，我們十分想與當事人對話，但從內心深處我們也能理解早苗和浩二的心情。對他們而言，能夠盡早為這場悲劇畫上句點，回歸平靜的生活，是目前內心最渴望的事了吧。

至此，我們沒能進一步進行採訪。十二月一日傍晚，我們最後一次拜訪了早苗的家，但仍然沒能見到早苗。

離開早苗家後，太陽西沉，朦朧的夜色漸漸降臨。我們望著早苗平日居住的二樓的房間，此時正寂寞地亮著點點燈光。

再走了一會兒。我們看到早苗當時丟棄手機的池塘。翻過鐵絲網，想近眼看看，迎接我們的卻是凜冽的寒風，吹破池水，刺痛了我們的臉。

與往常一樣，寂靜的夜色正緩緩籠罩整個街道。街上迴響著一陣喧鬧嬉笑聲，只見幾個小學生模樣的男生和女生的身影，彷彿正走在回家的路上。

如同早苗一樣，想必不少人也是在看不見盡頭的長期照顧生活中漸漸產生身心障礙，最終導致悲劇發生的吧。

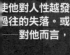

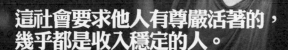

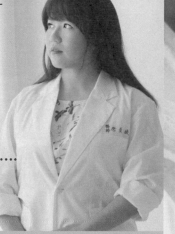

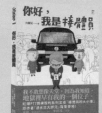

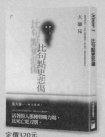

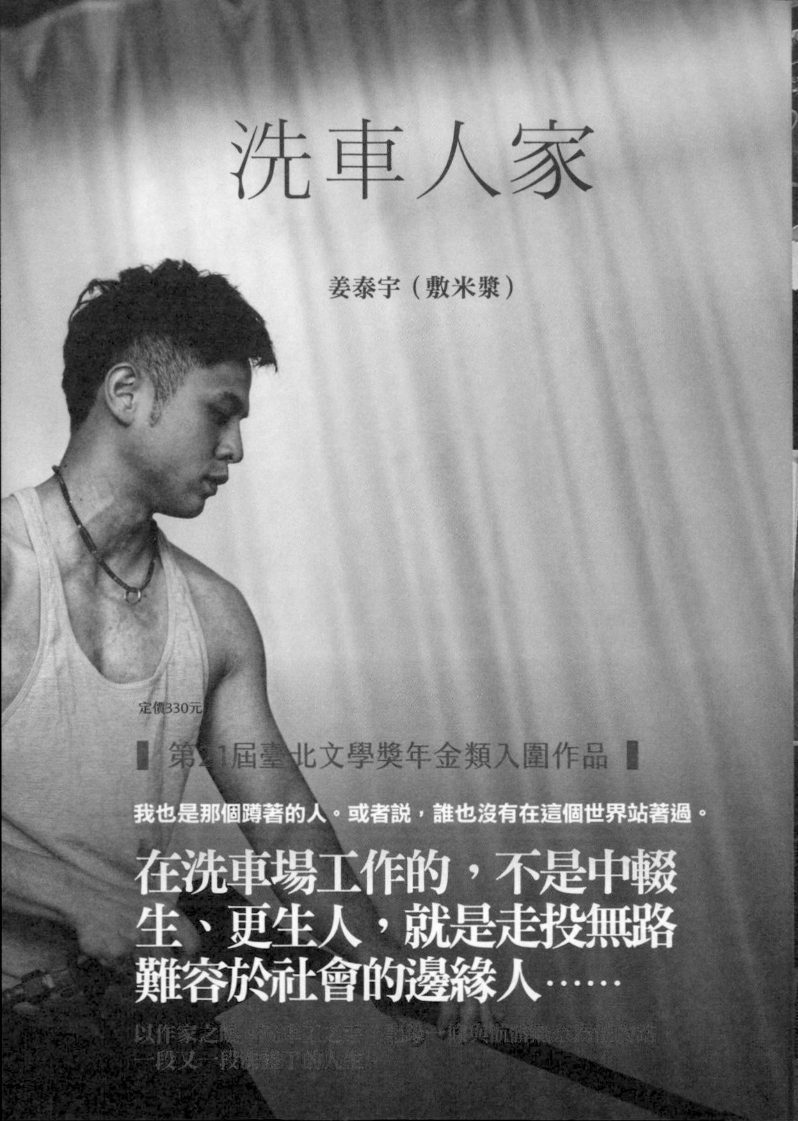
洗車人家
姜泰宇（敷米漿）
定價330元
第21屆臺北文學獎年金類入圍作品
我也是那個蹲著的人。或者說，誰也沒有在這個世界站著過。
在洗車場工作的，不是中輟生、更生人，就是走投無路難容於社會的邊緣人……

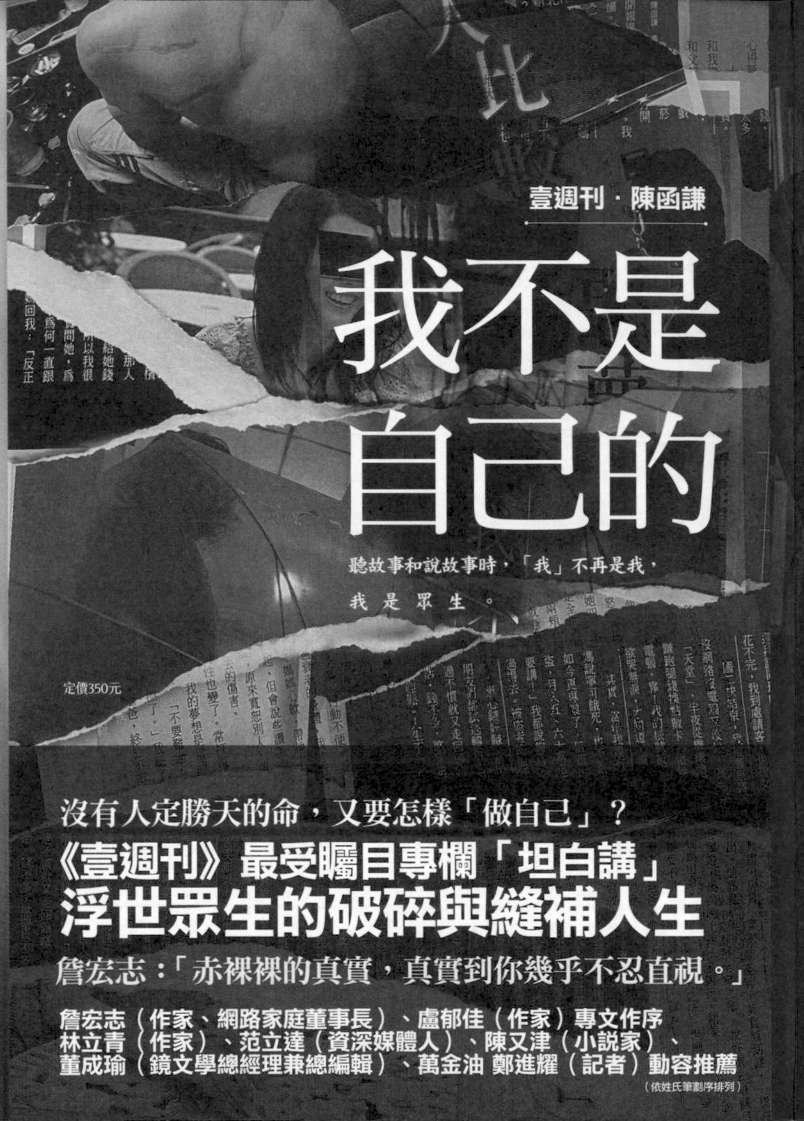
壹週刊・陳函謙
我不是自己的
聽故事和說故事時，「我」不再是我，我是眾生。
定價350元
沒有人定勝天的命，又要怎樣「做自己」？
《壹週刊》最受矚目專欄「坦白講」
浮世眾生的破碎與縫補人生
詹宏志：「赤裸裸的真實，真實到你幾乎不忍直視。」
詹宏志（作家、網路家庭董事長）、盧郁佳（作家）專文作序
林立青（作家）、范立達（資深媒體人）、陳又津（小說家）、
董成瑜（鏡文學總經理兼總編輯）、萬金油 鄭進耀（記者）動容推薦
（依姓氏筆劃序排列）

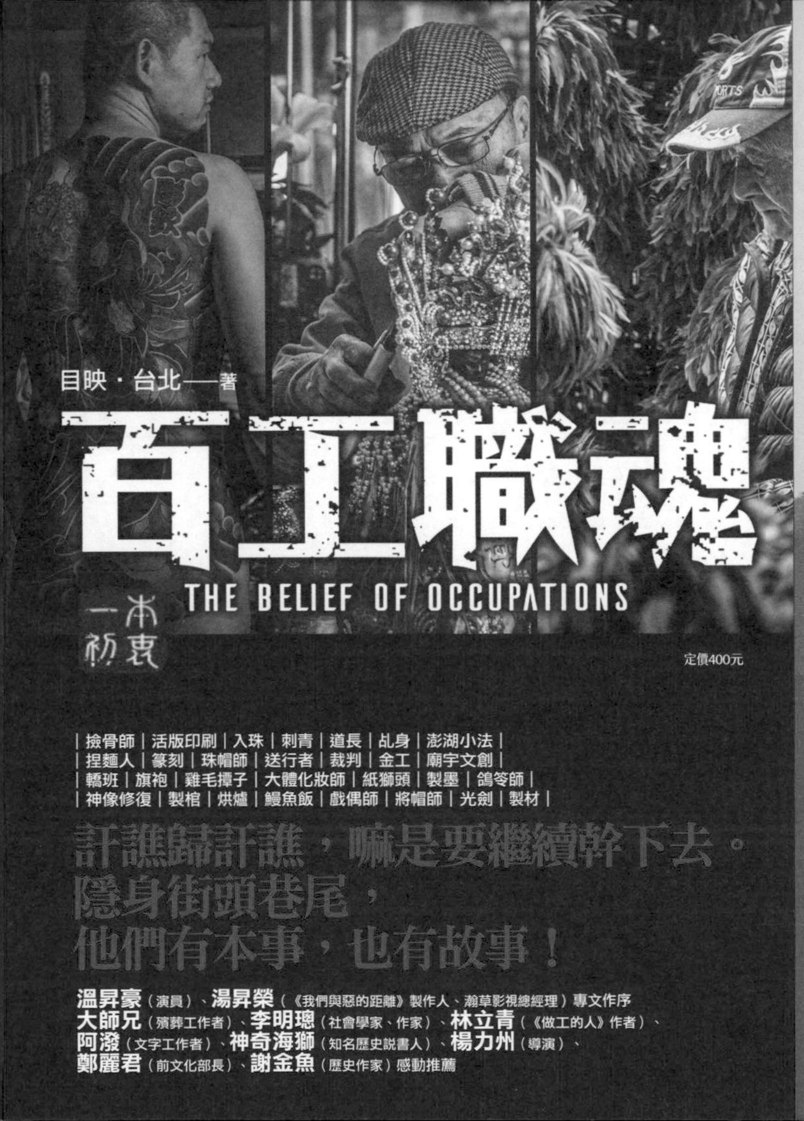
目映・台北——著
百工職魂
THE BELIEF OF OCCUPATIONS
一本初衷
定價400元
｜撿骨師｜活版印刷｜入珠｜刺青｜道長｜乩身｜澎湖小法｜
｜捏麵人｜篆刻｜珠帽師｜送行者｜裁判｜金工｜廟宇文創｜
｜轎班｜旗袍｜雞毛撢子｜大體化妝師｜紙獅頭｜製墨｜鴿笭師｜
｜神像修復｜製棺｜烘爐｜鰻魚飯｜戲偶師｜將帽師｜光劍｜製材｜
訐譙歸訐譙，嘛是要繼續幹下去。
隱身街頭巷尾，
他們有本事，也有故事！
溫昇豪（演員）、湯昇榮（《我們與惡的距離》製作人、瀚草影視總經理）專文作序
大師兄（殯葬工作者）、李明璁（社會學家、作家）、林立青（《做工的人》作者）、
阿潑（文字工作者）、神奇海獅（知名歷史說書人）、楊力州（導演）、
鄭麗君（前文化部長）、謝金魚（歷史作家）感動推薦

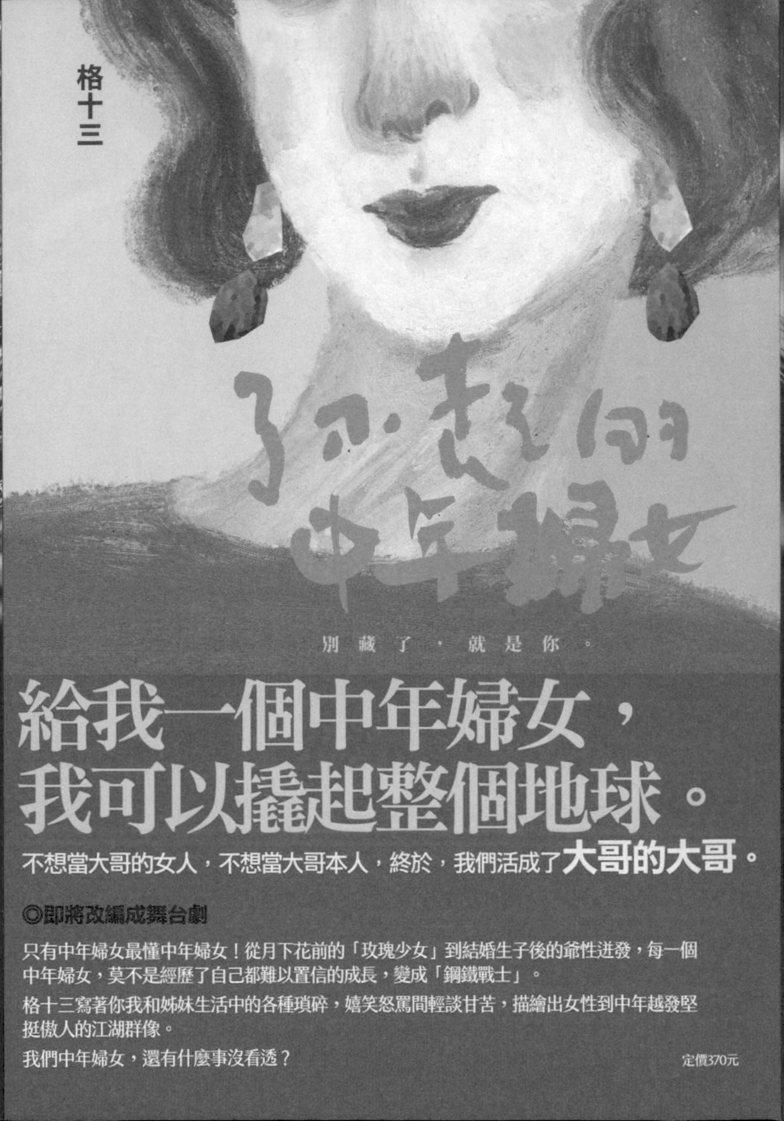
格十三
了不起的中年婦女
別藏了，就是你。
給我一個中年婦女，
我可以撬起整個地球。
不想當大哥的女人，不想當大哥本人，終於，我們活成了大哥的大哥。
◎即將改編成舞台劇
只有中年婦女最懂中年婦女！從月下花前的「玫瑰少女」到結婚生子後的爺性迸發，每一個中年婦女，莫不是經歷了自己都難以置信的成長，變成「鋼鐵戰士」。
格十三寫著你我和姊妹生活中的各種瑣碎，嬉笑怒罵間輕談甘苦，描繪出女性到中年越發堅挺傲人的江湖群像。
我們中年婦女，還有什麼事沒看透？
定價370元

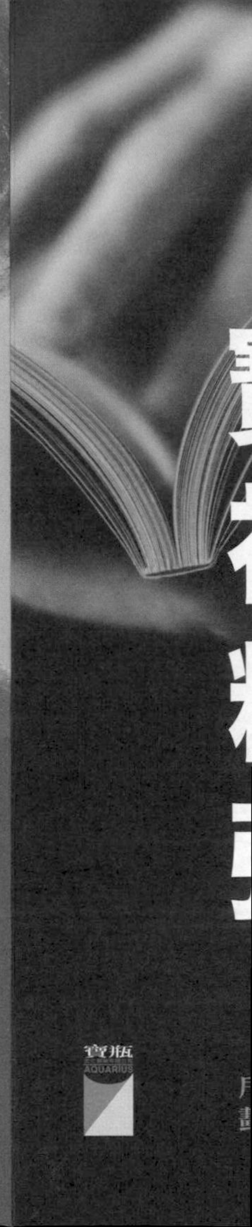
寶瓶

在東京發生的一起案件，就與早苗的案件有驚人的相似之處。

二〇一〇年六月二十八日晚八點半左右，在東京都內的某處公寓內，臥床不起的香田美津子（80歲，化名）被同住的次子光司（52歲，化名）勒住脖子，於三天後死亡。

美津子患有阿茲海默症，八年前因腦梗塞導致右半身癱瘓，失去語言能力。此後美津子無法自主進食，每天依靠胃造廔攝取營養。

與美津子一同生活的光司過去從事電力水管施工工作，而後為了照護母親，便放棄了自己的事業。

光司一人幾乎包攬了所有的照護工作，包括為母親吸痰、將營養液加入胃造廔的管子中等等。曾經，光司也嘗試過使用居家照顧及短期全天照顧服務，但不知何時開始，光司總感覺這些照顧服務並不能給予母親細緻周到的照顧，逐漸也就放棄了，堅持獨自照護母親。

案發約兩年前，美津子的病情進一步惡化。痰時常會堵住喉嚨，身體的浮腫也愈發嚴重。到了半夜，美津子常會抽筋，還會因不明原因的疼痛而不住呻吟。

即使是深夜，光司也要起來好幾次，為母親吸痰，在母親抽筋時為她按摩。光司任勞任怨地照護著美津子，及時為她換上乾淨的尿布，經常為她翻身，因此美津子身上沒有一處褥瘡。為給予母親最周到、最完美的照顧，光司甚至變得有些神經質起來，他也從不向住在別處的兄弟或護理師等尋求任何幫助。在全心全意照護母親的同時，他自己卻飽受慢性睡眠不足的折磨。

隨後，光司開始依賴酒精——也許是想藉酒緩解照護帶來的痛苦吧。最終，光司感到自己的身體變得無法言喻地沉重起來。

「我已經沒辦法再繼續照顧母親了。」

案發前一天，一向堅強地獨自承擔一切的光司，罕見地撥通了負責母親照護相關事宜的護理師的電話，表示自己想讓母親入住短期照護機構。於是護理師著手相關準備工作，並定於兩天後安排美津子入住。

案發當天，也就是原定美津子入住照護機構的前一天，下午兩點半左右，護理師來到光司家查看美津子的情況。光司向護理師訴說自己的想法：「我已經無法再照顧老媽了。照顧生活已持續快九年，已經到頭了吧。」

護理師安慰道：「總之，你先與母親分開一段時間吧。明天就要去短期照護機構了。」

晚上七點多，光司來到美津子的床邊。看到母親的身體浮腫得厲害，便用雙手在其鎖骨周圍按摩起來。

看著母親臉上漸漸放鬆的表情，光司的腦海中出現了一種難以壓抑的強烈念頭——「就這樣讓母親解脫吧，讓這一切都結束吧。」光司遂把雙手移到母親的脖子上，利用整個上半身的體重，使勁掐住母親的脖子。

見美津子神情痛苦，嘴巴艱難地一張一闔著，光司於是停了手。

「媽媽，我不會再讓您痛苦的。」

光司從隔壁房間的家具中拿出皮製腰帶。他用皮帶纏繞住美津子的脖子，雙手拉住兩端，緊緊勒住。

然而，此時光司的手心已滿是汗水，拉住皮帶時不住打滑。於是他又前往隔壁房間，抽出了尼龍材質的腰帶。

這次光司緊緊地拉住帶子，勒住了母親的脖子。隨後美津子的嘴裡吹出了紅色的血泡。光司見狀，立刻鬆了手。

光司用血氧機夾住母親的手指，為其測量指端血氧飽和度。只見讀數顯示「39」。一般情況下，讀數低於九十就意味著有生命危險，光司想著：「這樣的話，母親應該會死吧。」

當天晚上八點四十七分，光司向負責的護理師打了電話：「完了，我把母親殺了。我把她勒死了。」

護理師們聞訊立刻趕往光司家，並叫了救護車。美津子於三天後的晚上在醫院不治身亡，死因是由窒息導致的缺氧性腦病變。

光司因故意殺人罪被起訴，二〇一一年七月，東京地方法院裁定，判處光司三年有期徒刑，緩期五年執行（求刑為監禁五年），判決得以最終確定。

「整整八年時間，被告全身心地照顧著母親。」判決對光司的情況表示同情，並對緩期執行的理由進行說明。

母愛絕望的瞬間

並不是只有老年人才需要長期的照護，身患重疾的孩子也時刻需要父母的照護。「老病照護」指的是年事已高的父母對患有疾病的孩子進行的照護。在這個群體中，悲劇事件也不斷發生。

二〇一四年秋天的一個早晨，木下裕之（47歲，化名）結束送報紙的工作後，回到位於大阪府內的自家公寓，只見母親芳子（73歲，化名）正在佛龕前誦著經。

鋪著榻榻米的臥室內，患有先天性腦性麻痺的弟弟隆之（44歲，化名）正躺在褥墊上。只見隆之的一隻腳從被子中露了出來。腳上的皮膚毫無血色，呈現紫色。

「媽媽，隆之的腳從被子裡露出來了，得給他蓋上啊。」裕之對母親說道。

聞言，芳子緩緩開口：「我把他殺了。」

裕之立刻把俯臥著的隆之翻過身來，讓他仰躺著，想要把弟弟扶坐起來，但隆之的身體毫無氣力，軟綿綿地垂下。

「小隆！」裕之哭著叫弟弟的名字，但隆之已毫無反應。

這一天，芳子用和服的腰帶勒住了次子隆之的脖子，將其殺害。

在生養隆之的這四十四年間，芳子在兒子身上傾注所有的心血，給了他最溫暖的母愛，如今卻以如此悲劇殘酷收場。近半個世紀的朝夕照顧中，母親的心中竟突然滋生出這樣深不見底的陰暗面嗎？

二〇一六年一月二十二日，芳子因故意殺人罪被起訴，案件的審判工作在大阪地方法院拉開了帷幕。

初審當日，已獲保釋的芳子在長子裕之的陪同下步入法庭，她始終靜靜地低著頭。身形嬌小的芳子身著印有動物圖案的白色毛衣，一頭全白的短髮格外醒目。

在確認罪狀的環節中，芳子表示「沒有異議」，對自己的犯罪事實供認不諱。辯護律師表示，芳子因照護疲勞，案發當時處於抑鬱狀態，並且她還患有失智症，應認定其在案發當時處於精神衰弱狀態。

不知是否膝蓋或腰部疼痛的緣故，長時間保持站立狀態對芳子而言略顯吃力。到了休息時間，她疲憊不堪地走出法庭，在走廊上放置著的長椅上躺下休息。

看到芳子的狀況，我們不禁心想，殺害親生孩子的芳子也許不只是在忍受著身體上的痛苦，她的內心此刻也一定正飽受罪惡感的折磨吧。

根據當庭出示的證據及裕之等人的證言，我們可以大略瞭解案件的背景，芳子大半的人生都在為養育和照顧隆之無私地奉獻著自己的一切。

隆之在出生三個月後的一次體檢中，被確診為先天性腦性麻痺。對這個事實，芳子一家雖深受打擊，但仍然決意堅強地面對接下來的生活：「就算患病也是我們的孩子，這一點不會改變，我們要悉心愛護他，撫養他長大成人。」

然而，隆之的身體雖然在發育生長，但他無法行走，也無法言語。吃飯、上廁所、洗澡、換衣服等，生活的方方面面都需要照護。

芳子承擔著照護隆之的大部分工作。每天要為兒子更換七、八次尿布，餵兒子吃飯、幫他洗澡等等，幾乎所有的事都由芳子一手包辦。

隆之容易便祕，芳子每兩天就要把手指伸到隆之的肛門裡，為他把大便摳下來。

芳子總是擔心隆之，他會不會無聊呢？身體狀況有沒有異樣？芳子片刻不離地照顧著兒子。

隆之喜歡能發出聲響的東西，因而芳子有時會讓兒子拿著發聲玩具玩，或讓他敲打鍵盤解悶。

芳子經常帶隆之外出，讓隆之坐在輪椅上，自己推著他到公園散步。每年都會帶他去溫泉之類的地方旅行一次。

隆之到了上學的年齡，便進入特殊教育學校上小學。行政機構會提供接送費用的補助，因此芳子每天坐計程車接送兒子。送隆之到學校後，芳子便坐電車回家，忙碌家務，下午再去學校接兒子放學。

隆之就讀的國中、高中都是特殊教育學校，有校車接送學生。校車站在離家幾百公尺的地方。

芳子每天早上都推著輪椅送隆之到校車站。校車到站後，她便獨自將隆之抱上車，幫助兒子入座。

然而，長大了的隆之身高約一百六十五公分，體重約五十公斤，已不再是小孩子的模樣了。照護成了一項重體力勞動，比過去要費力得多。

高中二年級時，由於接送隆之上下學太過辛苦，芳子讓隆之休學。然而，此後隆之每日的生活都在家中度過，時時需要照護，並未給芳子減輕負擔。

隆之在家中的移動也依靠輪椅，但是芳子年齡大了，幫助隆之上下輪椅也變得愈發艱難。芳子的腰部和膝蓋都飽受疼痛的折磨。

此外，芳子還面臨著嚴重的睡眠不足問題。隆之經常會在半夜起床，爬出被窩。芳子聽到聲響後便要起身，讓隆之重新回到床鋪上繼續睡覺。

並且，半夜十二點開始，芳子每隔兩小時就要為隆之更換尿布。芳子睡得很沉的時候，隆之便會發出「哇——」的叫聲，提醒芳子起床，為自己更換尿布。

「您從未考慮過向福利機構尋求幫助嗎？」

法庭上，面對檢察官的提問，芳子這麼答道：「我很不放心讓別人來照顧隆之。尤其送去二十四小時照護的話，我擔心隆之會不會感冒。我也幾乎從不送隆之去日間照護機構。」

其實，在案發約十年前，芳子曾把隆之送去過照護機構。當時，芳子哭著向工作人員訴說自己的無奈：「我有腰痛的毛病，對於照護我能做的已經到極限了。」

然而僅僅過了一週，家人就以「隆之的臉色很不好」等為由，懷疑隆之遭到虐待，將其帶回家。

二〇〇七年，芳子的丈夫因癌症去世，芳子獨自承擔了所有的照護及家務勞動。

二〇一一年春天，住在別處的裕之回到家中，幫助母親一起照護弟弟。一家人搬到大阪後，裕之經常帶著隆之去位於此花區一家名為「友好舞洲」、為殘疾人開辦的機構，隆之在那兒洗澡、吃飯，度過了愉快的時光。

然而，裕之也漸漸開始對照護工作神經質起來。在每週一次的上門照護服務中，工作人員會為隆之洗澡，但是裕之以「洗得不仔細」為由，每週會抽一天，花上近一小時的時間為弟弟細細地再洗一次澡。

裕之曾經因為給隆之餵藥的方式出了差錯等照護過程中的疏漏，而向芳子大發雷霆。漸漸地，裕之的態度也給芳子造成相當大的壓力。

最終，芳子的精神狀態變得不穩定起來。二〇一二年，芳子經醫院確診為「抑鬱狀態」，隨後開始服用抗憂鬱藥。據稱，此後芳子的健忘也愈發嚴重，一度被懷疑患上阿茲海默症。

二〇一四年夏天，案發幾個月前，芳子給裕之留了遺書，打算自殺，她在浴室內拿著刀對準自己的腹部，卻無論如何下不了手。

案發前一天，芳子致電當地的區域綜合保障中心，該中心受理老年人的各類諮詢，芳子在電話中坦言自己感到走投無路，內心絕望。

傍晚時分，該中心的女性照護援助專員來到芳子的家。芳子表示「自己想入住養老機構」。裕之也對母親的決定表示贊同。

在法庭上，芳子回顧自己當時的心情：「內心感覺已到了極限。和隆之一起艱難並快樂地走過了四十四年，我已盡了全力，到此為止吧，已經足夠了吧。」

事實上，在大約一個月前，芳子也聯繫過該中心，並在接受諮詢的社工的勸說下，入住養老機構。然而，芳子以「不知裕之能不能做好對隆之的照護，對兩兄弟感到擔心」為由，在僅僅入住四天後，便匆匆返回家中。

這一次，照護援助專員在聽了芳子的訴求後，也立刻著手準備芳子的入住事宜。由於第二天開始是為期三天的連休，因此決定在連休結束後安排芳子入住。

但悲劇還是發生了。連休第一天的上午八點左右，芳子從和室的壁櫥中取出粉色的和服腰帶（長約兩公尺，寬約六公分），手持腰帶進入隆之睡覺的和室。

芳子來到側躺著的隆之身後，將腰帶對摺，纏上他的脖子，繞了一圈後，打了個結。隨後，芳子用右手抓住隆之的肩膀，左手使出全力拉拽帶子。

就這樣過去了一兩分鐘的樣子。隆之在發出了「嗚——嗚——」的微弱的呻吟聲後，沒有了動靜。

到二〇一一年夏天為止的約十五年間，芳子一家都在奈良縣的某個小鎮上平靜地生活著。

二〇一五年二月，我們前往拜訪芳子曾經的住所。從最近的車站步行大約一分鐘後，一幢戶型較大的兩層樓西式獨棟住宅映入眼簾，那便是我們的目的地了。周圍有許多商店等設施，生活便利。聽說芳子一家搬走後房子便被出售，現在住著別的人家。

這裡曾經是芳子出生長大的地方。芳子家的大門並沒有面對大馬路，而是面對著一條僅夠一輛車通行的小路。再往前走便無法通行，只有居民可以進入。

我們在附近走訪片刻，發現一位在芳子家附近經營菸草店的七十二歲婦人，她對芳子和隆之的事記憶猶新。

「母親經常會帶著坐輪椅的孩子一起在玄關門口晒太陽呢。坐在輪椅上的孩子會搖晃著身子，發出高興的聲音。有時母親還會在門口為孩子理髮。看起來對孩子無微不至，非常疼愛他。」

和煦的陽光灑在幽靜的小路上，就是在這裡，芳子與隆之曾共度了無比幸福的時光。雖然我們到訪的時候天空陰沉，但當我們站在芳子家的玄關前，腦海中浮現出婦人所述的情境。無論如何都無法相信曾經如此幸福的一對母子，竟會被這般慘烈的悲劇生生拆散。

芳子搬家前不久，曾來與這位婦人道別：「現在畢竟是年紀大了，體力大不如前，照顧兒子變得非常辛苦。這次決定去大阪和長子住，他也能幫著一起照顧小兒子。」

這位婦人對芳子將隆之殺害的事情並不知情。我們告訴了她案件的實情。

「我與那位母親年齡相仿，對體力不濟這回事真的深有同感。話雖如此，竟然發生這樣的事，真的不敢相信……」

婦人言畢，便默不作聲。

芳子被捕後，面對調查審問，做出了如下供述：

「至今為止，我一直任勞任怨地照顧著隆之，克服了許多困難。但不知是不是因為現在年紀大了，體力和精力都不如從前，這些困難漸漸變得不那麼容易克服。

「這樣的生活究竟何時才到盡頭？一想到這孩子的未來還有許多年需要照顧，我心煩意亂。

「就好像是慢慢往水杯裡加水，水一點點增多，快要溢出杯子的感覺。不停地加水，水最終會溢出來。如同杯子裡的水一樣，我也已經到了極限，無法再承受更多了，所以我把小隆殺了。

「我感覺自己已經到極限，無法再走下去了。當時覺得，除了將孩子殺害，別無他法了。如果還有來世，隆之一定能幸福地生活。」

在審判中的被告人提問環節，芳子表示：「我希望照護這件事能在我這一代結束。我想讓裕之過自己的人生。」

法庭上的芳子始終低垂著頭，彷彿失去了所有的活力與生機。

在庭審結束前的意見陳述環節中，芳子才第一次流露出真實情感。

站在證人席前的芳子用顫抖的聲音哭訴：「是我奪去隆之的生命，我做了十惡不赦的事。當時雖說因照護而感到疲累，但那也不能成為殺人的理由。我對自己的行為感到非常悔恨。隆之真的是個很可愛的孩子。」

審判時，裕之作為證人出庭，向陪審員述說自己的想法：「打從照顧弟弟以來，我第一次體會到愛一個人是什麼感受。我非常愛我的弟弟。然而，這幾年照護下來，我也感到非常辛苦。更何況母親，對於她而言，堅持了這麼多年，該是多麼艱難。母親所經歷的痛苦是我無法想像的。我明白，弟弟是具有不可剝奪的人權的，雖然他的生命被母親所結束，但我認為，弟弟一路走來都過著非常幸福的生活，母親給了他所有的愛。我能夠原諒母親所做的一切。」

二月初，在案件審理結束約一週後，法院宣布，判處芳子兩年六個月有期徒刑（求刑為監禁五年），立即執行。法院認為，雖然芳子曾被認定為抑鬱狀態，但對案件並未構成重大影響，無法認定其在案發時處於精神衰弱狀態。

芳子含辛茹苦地照顧隆之近半個世紀，陪審員對這事實表示同情，但同時也認為，芳子在自身無力繼續照顧隆之的情況下，未能積極尋求幫助，及時解決問題，因此無法予以緩刑判決。

辯方為爭取緩刑，提起上訴。

一審中為芳子辯護的男性律師在接受我們的採訪時這麼說道：「芳子對裕之的未來也感到擔憂，不願將隆之完全託付給裕之。並且，芳子和裕之都已經因照護而感到絕望，我認為他們兩人都已經到極限了。不然，也不會發生這起悲劇。」

判決當天，我們前往芳子與裕之的住所，提出採訪的請求，卻未得到答覆。

根據一審判決，芳子入獄了。但由於年事已高等原因，其後立刻獲得保釋。

一審判決約五個月後，二〇一六年六月，大阪高等法院駁回芳子的上訴請求，宣布維持原判。

高等法院對芳子四十四年間照護兒子的艱辛表示理解，然而被害者的生命遭到輕視這個事實確鑿，且情節嚴重，因此無法予以緩刑判決。

法庭宣判期間，芳子始終在流淚。走出法庭後不久，她也不住地哭泣。那應該是悔恨的淚水吧。

若從隆之的角度出發，出生後一直無私地愛著自己、包容著自己的媽媽，竟殘忍地奪去自己的生命，隆之內心的絕望和無助又有誰能體會呢？

多年以來，父母體諒著孩子的病痛，並無私地愛護、照護著孩子，最終無力堅持，親手將孩子殺害。芳子的案件絕非特例。在「老病照護」這個群體中，此類悲劇接連發生。

例如奈良的殺害腦性麻痺長女案。

二〇一二年一月的某日拂曉，在奈良縣某住家，母親（85歲）勒住身患重度腦性麻痺的長女（62歲）的脖子，致其死亡。在此之前，母親已照護長女長達四十年。

這戶人家的父親於十四年前過世，此後母親便與長女兩人同住。

二〇一一年夏天，母親不慎跌倒，導致右肩骨折。此後其右手便無法上舉，行動起來也不再俐落。與之前相比，給女兒換尿布要花上更多的時間，母親漸漸對照護感到力不從心。

母親此前曾因「女兒不喜歡」而不送她去日間照護機構，後來雖然嘗試著使用日間照顧服務，但因為「不願給周圍的人添麻煩」、「由自己來照護女兒最合適」等想法較為強烈，母親最終不與任何人商量，堅持獨自一人照護長女。

然而，母親已不能像從前那般完美地做好照護工作，她為此深受打擊，漸漸失去自信。隨著體力的衰弱，且高血壓的老毛病又加重，母親對未來感到悲觀。

「我已經無法再繼續照顧下去了。」母親陷入絕望無法自拔，最終釀成悲劇。

精神鑑定結果顯示：「被告在案發當時患有憂鬱症。」

奈良地方法院宣布，判處其三年有期徒刑，緩期五年執行（求刑為監禁五年），判決得到最終確定。

判決中，對母親「因固執己見的行為，藐視了長女的生命和人格」予以譴責，同時也如此敘述道：「被告在骨折後對照護失去信心，感到自身體力不支，對未來產生悲觀之情。受到憂鬱症的影響，被告在無助絕望之時卻未向周圍的人求助，最終導致悲劇的發生。事件緣由令人悲憫。」

拄著枴杖出庭的母親難掩自責之情，對陪審員如是說道：「我的心中充滿著悔恨。我是多麼可恨的母親啊。我在心中默默為我的孩子祈禱。」

又如大阪的殺害智力殘疾的長子案件。

二〇一五年三月，在大阪市內某住宅，該戶人家患有先天重度智力殘疾的長子（54歲）慘遭殺害，案發後，被害者的母親（80歲）因故意殺人嫌疑被逮捕。

據悉，被害者的父親於十多年前因失智症入住照護機構後，被害者一直與母親同住至今。被害者吃飯、上廁所均無法自理，平時的生活起居都由母親獨自照顧。她向警方這般供述道：

「我累了。如果我死了，兒子也無法繼續生活下去。趁現在還來得及，就讓我帶著孩子去天堂吧。」

九個月後，十二月十五日下午一點半，該案的初次公審在大阪地方法院拉開帷幕。拘留中的被告人身穿灰色開襟毛衣及長褲，坐著輪椅，被獄警緩緩推入法庭。

然而，她的樣子有些異常，眼神空洞，視線無法聚焦。

「哈——哈——」

她痛苦地喘息著，連坐在旁聽席的我們都聽得清清楚楚。

負責為其辯護的男性律師走近其身旁，為被告人佩戴上助聽器。「聽得見嗎？」面對律師的詢問，她沉默不語。

主審法官宣布開庭，獄警將輪椅上的被告人推至證人席前。

主審法官首先向被告人提問：「聽得見我說話嗎？」她默然。「您能說話嗎？」「您是不是聽不見？」無論法官如何詢問，被告人都沉默不語。

「檢方和辯護律師需要確認被告人是否聽得見聲音、能否理解問話的涵義，因此暫時休庭。」

主審法官宣布暫時中止審理，被告人也隨即退庭。

約十五分鐘後，庭審重新開始，然而卻不見被告人的身影。主審法官對此做了解釋：「由於被告人的健康狀況不佳，公審無法繼續。明天將再一次確認其健康狀況。」

突發事態令律師也感到始料未及，遂匆匆離開。

一般在案件的初次公審中，檢方會做開場陳述、提供證據說明等，能夠清晰還原案件發生經過和詳細情況。

第二天上午九點五十分，母親坐著輪椅入庭。呼吸聲較之前平穩不少，然而視線仍然無法聚焦。

「您的身體狀況如何？」面對主審法官的詢問，她依舊毫無反應。

「現階段無法確定被告人是否具有訴訟能力。」

主審法官取消了至判決為止的所有審判排程。案件審理中斷，並且原定所有的審判日期也不再作數，在日本的陪審員審判制度之下實屬罕見。

閉庭後，我們採訪了母親的辯護律師，對方這般敘述道：

「在初次公審的幾天前，我與被告人進行了會面，當時被告人還能夠正常與我對話。不過考慮到她患有失智症，現在的異樣也許是受到疾病的影響吧。」

精神鑑定結果顯示，被告人不具備訴訟能力。因而地方法院決定，於二〇一六年二月十日終止該案的公審程序。

雖然母親的症狀並不明確，但很可能是從案發前開始，身心就發生異常。審判重新開始的可能性很小，案件的詳細經過及給予世人的教訓再也無從得知。然而毋庸置疑的是，年邁的母親在照顧重度殘疾的兒子過程中，漸漸陷入絕望，最終老母親孤獨無助地了結一切，誰也沒能夠拯救這對母子。

●●●

針對殘疾人之照護的援助工作已開展很長一段時間。

日本戰後以來，行政機構一直施行著「措施制度」，該制度確定了具體的援助內容。然而，為讓殘疾人能和健全的人一樣，擁有決定自我生活方式的權利，制度正在不斷完善。

為打造一個殘疾人與健全人之間再無隔閡的社會，殘疾人、家屬、援助者們齊心協力，開展各項活動，呼籲制度變革，並因此獲得了相應的權益。

二〇〇三年四月，殘疾人士親自參與商談，成功引入「支援費制度」，該制度具體規定了殘疾人可接受的服務內容。

二〇〇六年四月，《殘疾人自立支援法》正式實施，該法案對曾經根據殘疾種類而區分的服務內容進行統一。

目前，《殘疾人綜合支援法》對殘疾人士能夠享受的照護服務做出明確的規定。《介護保險法》中所規定的「針對六十五歲以上老人的服務」，殘疾人士也能夠享受。

曾任山崎醫療福利大學（岡山縣倉敷市）校長的岡田喜篤表示，截至二〇一二年四月為止，同時患有重度腦性麻痺等重度智力殘疾及身體殘疾的重度身心障礙兒童、成人，在全國範圍內的數量預計已達到四萬三千人。

其中，約七成的人（約兩萬九千人）在家接受家人照護。

然而隨著歲月的流逝，自身年齡漸長，愈來愈多照護孩子的父母開始擔心：「自己死後，孩子該怎麼辦呢？」

我們採訪了關西一處為重度殘疾人及家庭提供援助的殘疾人機構的女性代表，她意味深長地做出如下表述：

就養育重度殘疾孩子的父母而言，根據年齡的不同，他們對照護的認識也各不相同。年紀較長的父母普遍認為，「不能讓自己的孩子給社會添麻煩」、「不能把孩子交給別人照顧」，出於這類想法，這些父母大多不願讓孩子接受照護服務。

「簡而言之，六十歲以下的父母更傾向於積極接受福利服務，六十歲以上的父母對此則更多持消極態度。然而，對於不願接受福利服務的父母，也不能以現代的眼光去譴責他們。**正因為這一代父母曾親身經歷過社會對殘疾人的偏見和不理解，才選擇獨自承擔孩子的照顧工作。**」

幾年前，這名女性代表開辦了為重度殘疾人士提供照護及綜合生活服務的機構。由於長年照顧子女的父母們都年事已高，難以繼續在家進行家庭照顧，開辦以來，有不少殘疾人士入住該機構。

「也有許多父母表示，不願接受他人幫助，由自己來照護子女直到最後一刻。但是，隨著父母漸漸老去，體力和精力都大不如前，不知不覺間，自己也身心俱疲。若因此不幸引發虐待或殺人之類的悲劇，那麼一生的心血和付出便瞬間灰飛煙滅。對於『老病照護』這個群體，必要之時，需要協力廠商及時介入干預，即便是安排子女臨時入住照護機構，也能有效緩解壓力，預防悲劇的發生。」

根據《殘疾人綜合支援法》，由母親照護整整四十四年的隆之每月能夠享受：

1. 最多三十小時的身體照護
2. 十小時的就診幫助
3. 最多十五天的短期全天照顧服務
4. 最多二十天的生活照護等服務

然而，在該案件中，隆之實際只使用了每週一次的洗浴服務。

母親芳子在庭審的被告人提問環節中，做了如下表述：「現在想來，在自己無法堅持下去的時候，如果能及時接受機構的幫助就好了。但是，無論發生什麼，隆之都無法言語，也無法逃脫。一思及此，我就沒法放心將他託付於他人。」

對於這起案件，之前的女性代表也概述了自己的想法：「案發前不久，芳子女士曾經到相關行政機構的窗口諮詢，那時就感覺她狀態不佳。一般而言，很難準確判斷殘疾子女是否有離開父母、入住照護機構的必要，但在父母年事已高，且心理狀態也不穩定的情況下，如果當時能將其列為緊急事態，及時予以干預就好了……我感到非常後悔。」

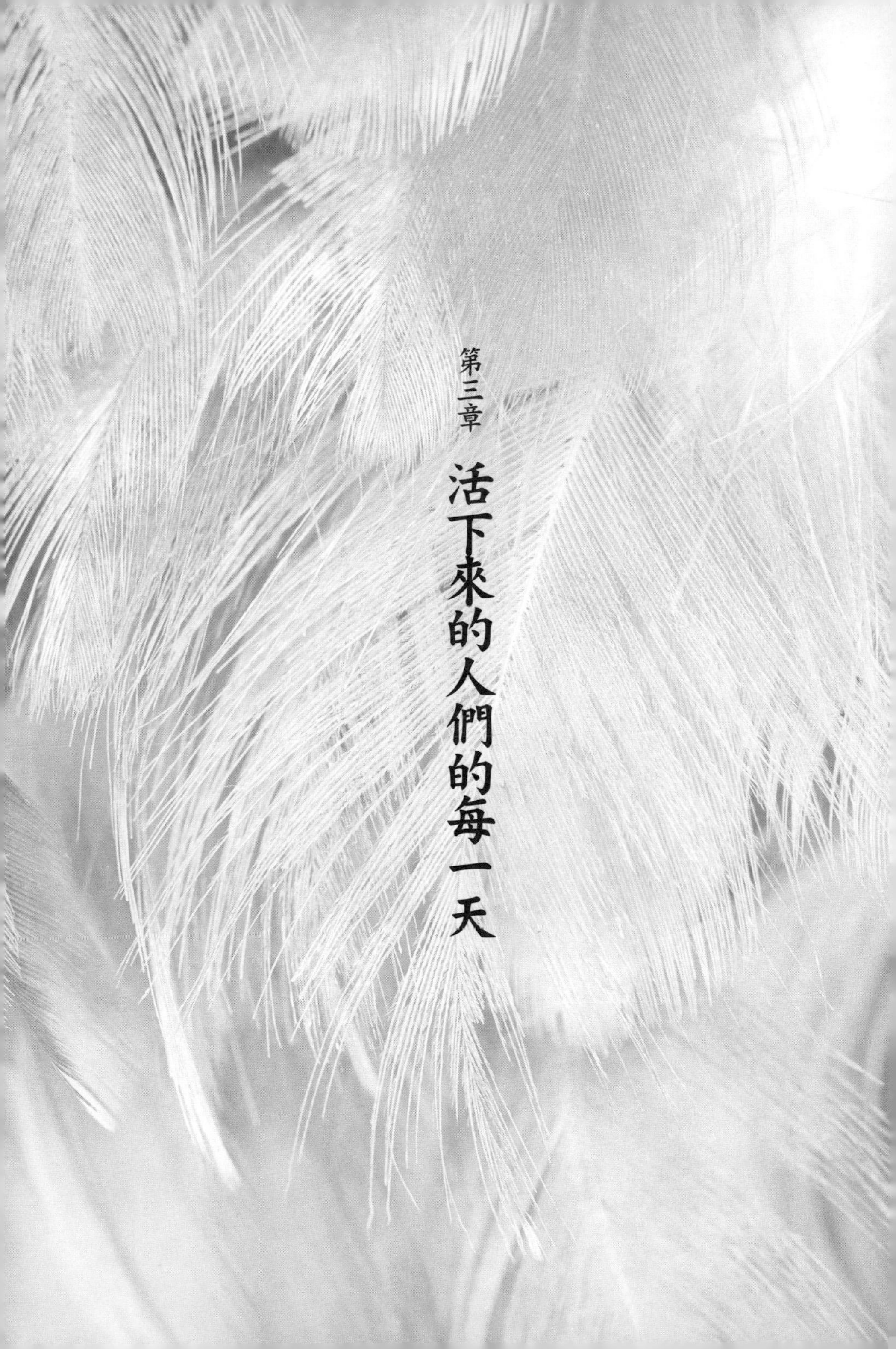

第三章 活下來的人們的每一天

隨著醫療水準的不斷發展，個體壽命得以延長。然而，這也意味著需要家人照護的時間隨之增加。因而不難想像，對於照顧者而言，在給予家人悉心照料與照護的同時，自身的生理疲勞及心理痛苦也逐漸加劇。

值得關注的是，我國到底發生過多少起因照顧者疲勞而導致的共同自殺或故意殺人案件呢？

員警廳於二〇〇七年起，開始對「由照護疲勞引發的故意殺人（包括未遂）」案件進行統計。結果顯示，二〇〇七年至二〇一四年的八年間，全國共發生三百七十一起照顧殺人案件。平均每年發生四十六起，即每八天發生一起。

照顧殺人案件在所有故意殺人案件中，占比3％至6％。二〇一五年共發生四十四起，二〇一六年截至四月，共發生十一起（暫定值）。

日本福祉大學（愛知縣知多郡）研究司法福利理論的湯原悅子副教授，由《每日新聞》等傳媒的資料庫中，整理出被害者為六十歲以上老人的案件，以此推算出其中發生於被害者家中的照顧殺人案件的數量。結果顯示，**在一九九八年至二〇一五年的十八年間，疑因照護疲勞及對未來生活悲觀絕望所致的故意殺人案件，共計七百一十六起**。

湯原副教授表示，考慮到警方並未公布的由相同原因導致的共同自殺案件，實際案件的數量應該更多。

同時，根據厚生勞動省的資料顯示，以介護保險制度為基準，經認定有照護需求的人數在全國範圍內超過六百萬人。二〇一四年，約三百五十二萬人在家中接受照護。

可以預見，隨著高齡化的進一步深化，到二〇二五年上述人群的數量將分別激增至八百三十萬和四百九十萬。我國將迎來真正意義上的「大照護時代」。

每個人都將不得不面對照護家人的現實問題。

照顧殺人案件的發生，也許正是反映了當下鮮明的時代背景。也正因此，有一起案件，即使發生至今已過去十年，卻依舊為人們所銘記。

如今，我們也更想聽一聽這起令人無法忘記的案件中，加害者一方的內心獨白。相信他所傳達的，關於在照護家人過程中所得到的教訓、想法，一定能引起更多人的共鳴。

「想要再一次，成為媽媽的孩子」

二〇一五年夏天，我們正在搜尋某男子的行蹤。該男子正是在大約十年前企圖與患有失智症的母親共同自殺，後因承諾殺人被判有罪的山岡龍一（時年54歲，化名）。

龍一於二〇〇六年二月一日，在京都市伏見區的河灘上將母親君枝（86歲，化名）殺害，隨後在同一地點自殺未遂。

承諾殺人罪指的是，得到被害者同意後的殺人行為。刑法第二〇二條對「承諾殺人罪」及「囑託殺人罪」進行規範，後者指的是受被害者委託的殺人行為。依據刑法，可對上述罪行判處六個月以上、七年以下勞役或監禁，相較於最高可判處死刑的故意殺人罪而言，量刑較輕。

由於共同自殺行為並不鮮見，因此刑法第二〇二條常用於對共同自殺中存活下來的一方的判決。然而，由於龍一案件的特殊性，案發後引起全國範圍內的廣泛關注，人們紛紛為之動容。而這一切都源於對該案件的審判。

據悉，案件審判當時，不僅京都地方法院的法官，就連起訴被告的檢方都對龍一的遭遇表示了同情。法庭對龍一做出緩刑的判決。

《每日新聞》於二〇〇六年四月，對該案的初審情況進行報導，「檢方詳細描述了（被告）在全心全意照顧母親的同時，逐漸力不從心，陷入走投無路境遇的過程。」「法官眼眶發紅，哽咽得說不出話，獄警也不禁流下眼淚，整個法庭陷入寂靜。」

案件自發生以來，雖已過去十年有餘，仍然以「讓法官為之落淚」、「整個法庭淚流不止」等新聞標題被人們銘記，並被翻拍成電視劇，改編成漫畫和戲劇，在網路上不斷引發討論。

京都伏見殺害失智症母親的案件，因而成為最為人所熟知的照顧殺人案件。審判紀錄及新聞資料所展現的龍一和君枝的故事，讓所有人動容。

●●●

拂曉的京都氣溫只有五度，寒冷刺骨。

二〇〇六年二月一日早晨六點，坐在輪椅上熟睡著的君枝睜開了眼睛，此時她與龍一正在京都市伏見區桂川河灘上的大樹下。

為與母親共同結束生命，龍一在前一天深夜帶著母親來到此處。但是龍一內心充斥著恐懼，什麼也沒做，就這樣靜坐到了天明。

早晨，龍一望著醒來的君枝說：「我已經活不下去了，就在這裡結束吧。」

君枝喃喃道：「還是，下不了手是嗎……」

隨後用異常堅定的語氣輕聲說道：「龍一，我們一起吧。你也一起吧。」

龍一哭泣著，不住向母親說著：「對不起、對不起。」

君枝耳語道：「到這兒來。」接著輕輕將自己的額頭抵在龍一的額頭上。「你是我的兒子。我很欣慰。」

母親的這句話讓龍一下定決心。坐在輪椅上的君枝無法動手，那麼只有自己了……

龍一走到輪椅後，用毛巾將母親的脖子勒住。君枝的身體不住地抽搐。於是，龍一將菜刀刺入母親脖子的左側。

「真的對不起，對不起……」

龍一將背對著自己、坐在輪椅上的母親緊緊抱住，此時君枝已沒了氣息。隨後，龍一嘗試用刀刺入自己的脖子和腹部，並打算用繩子在樹上自縊，然而由於繩子沒有繫緊，並未成功。

龍一漸漸喪失了意識。

上午八點左右，路人發現龍一並報警。龍一因此得救。

龍一出生於京都市內繁華的河原地區，是家中獨子，其父是京友禪名匠。京友禪是京都的傳統染色技藝，以華麗的紋樣著稱。

一九五〇至一九六〇年代（昭和三十至四十年代），使用京友禪技藝染色的高級絲綢製品相當暢銷。龍一的父親收入頗豐，家庭富裕。親戚無不羨慕嫉妒。

「住的房子租金真高啊。龍一爸爸只喝昂貴的酒呢。龍一想要什麼都給他買呀。」

然而，父親只不斷告誡龍一一件事：「不能給別人添麻煩。即使自己生活拮据，也不應向別人借錢。」

為繼承父親衣缽，龍一在高中畢業後就開始給父親當助手。自那之後十五年，龍一也成為一名染色技匠，然而此時市場對和服的需求卻開始逐漸減少，一九八〇年代後期，這個行業正式走向衰敗。

為謀生計，龍一也曾做過酒店保全、電器廠工人。父親於一九九五年因病去世，而當時七十多歲的君枝也漸漸發生變化。

君枝有時會邊說「老鼠會出來哦」，邊用掃帚敲打天花板，漸漸地，君枝無法獨自購物了。

不久，君枝被診斷為失智症。

母子倆的經濟狀況每況愈下。一九九八年，龍一被公司裁員，無奈向親戚舉債二、三十萬日圓以維生，並以市場價一半（每月三萬日圓）的價格，租住在親戚所有的伏見區公寓內。

此後，龍一成了京都府八幡市一家廚房工廠的派遣工。而君枝的病情則逐步惡化，時常會在深夜做出異常舉動。有時只要一到半夜，君枝每三十分鐘至一小時便會起身，嘴裡嘟囔著「上廁所」，甚至還會獨自外出。

二〇〇五年春天，君枝無法正常睡眠的時間增加到每週三、四個晚上。漸漸地，龍一飽受長期睡眠不足之苦。然而無論多疲勞，他還是必須一早就出門工作，晚上下班後，龍一仍要繼續操持家務、照顧母親。這樣的生活周而復始，讓人喘不過氣來。

同年六月下旬，在龍一工作期間，君枝獨自外出迷路，被員警護送回家。

此時龍一意識到：「如果繼續放任母親獨自在家，會給他人帶來麻煩。」於是同年七月，他向派遣公司提出停職申請。接著他申請了介護保險服務，君枝被認定為「照護三級」，即具有中級照護必要。每週能夠享有五天的日間照顧服務。

原本在派遣公司工作時，龍一的月薪為十五萬日圓左右，失去這份收入後，君枝每兩個月領取一次的五萬日圓退休金成了母子倆唯一的收入來源。這樣下去的話，照護服務的自付部分也要負擔不起了。

一籌莫展之時，龍一拜訪了伏見區政府的福利辦公室，向工作人員講述自己的情況，並詢問在自己復職之前，能否領取生活援助金。然而，得到的答覆卻是否定的：「你具備勞動能力，請努力工作。」

沮喪的龍一無奈之下聯絡了照護援助專員。專員遂向有關部門瞭解情況，對方卻未說明無法給予生活援助的原因。

照護援助專員向龍一介紹了社會福利協會的貸付金制度。然而，由於該制度的實施需要提供擔保人，龍一以「不願給親戚朋友添麻煩」為由拒絕了。

君枝夜不能寐的生活仍在繼續，龍一心想，這樣即使自己復職也無法正常工作。九月，龍一正式從派遣公司離職，從十月開始的三個月時間內，龍一依靠失業保險金維生。

離職後，龍一又再次拜訪福利辦公室，表示「自己想在家對母親進行家庭照顧，能否領取生活援助金」，對方卻以目前龍一已領取失業保險金為由，再一次拒絕了龍一的請求。

為節省開支，君枝接受日間照顧服務的頻率由每週五天減少為每週兩天，照護服務的自付費用被控制在每月一萬日圓左右。與此同時，龍一前往就業辦公室，試圖尋找能夠兼顧照護的工作，卻沒能如願。

到了十二月，失業保險金的發放時限也到了，龍一無法繼續領取。此後，他便開始使用信用卡貸款，君枝的日間照顧服務也中斷了。年末的時候，龍一勉強湊出三萬日圓，支付了一個月的房租。

此時的龍一感到內心絕望，自己已無法再籌到更多的錢了，除了一死別無他法。然而，當龍一把這個想法透露給君枝，母親卻表示：「我想活下去。」

因此，龍一堅持著過完十二月。新的一年開始了。

二〇〇六年一月下旬，龍一收到上個月日間照顧的帳單，共需支付三千六百日圓。龍一使用信用卡貸款的一萬日圓支付費用後，剩餘的錢加上龍一身上的現金總共只剩七千日圓左右。這樣一來連二月分的房租都付不起了。

「已經無法繼續在這個家住下去了。我只能帶著母親離開這裡去尋死。」

現在住著的房子是親戚們以便宜的價格租給自己和母親住的，龍一萬念俱灰之下，給親戚們留下了遺書。

一月三十一日早晨，和往常一樣，龍一買了麵包和果汁，和母親一起吃著早餐。那時候，龍一為了節約，自己兩天才吃一頓，而君枝每天吃兩頓麵包和果汁。

隨後，龍一想著，結束生命之前，最後再帶母親去一次充滿著家人幸福回憶的地方看看。龍一把刀和繩子裝進背包，隨後拉下電源總開關，便帶著君枝出門。母子倆出發前往河原町一帶，那裡正是龍一出生長大的地方。

龍一和君枝坐著京阪電車到了三條站。下車後，龍一推著母親的輪椅，到遊人如織的新京極街散步。途中經過了從前全家人每月會光顧一次的電影院，還經過了電影散場後，全家人曾一起吃晚飯的餐廳。

龍一與君枝興致勃勃地追述著往事，母子倆都由衷地感到高興。龍一心想，這樣的快樂能再持續一會兒就好了，如果能活下去就好了啊……此時商店街熙熙攘攘，人來人往。龍一低頭注視著母親，默默地推著輪椅，始終無法正視路人洋溢著笑容的面龐。

晚上七點左右，君枝對龍一說：「我們回家吧。」

母子倆坐上電車，回到了伏見區。下車後，為尋找自殺的地點，龍一在附近徘徊好一陣。途中經過自家公寓，望著一片漆黑的屋子，龍一突然生出「想要回家」的念頭，然而他還是強忍住淚水，離開了公寓。

隨後，母子倆便來到桂川的河灘上。

審判時，檢方陳述了龍一的如下供述：「**雖然我親手奪去媽媽的生命，但如果還有來世，我還想做媽媽的孩子。**」

對此，檢方甚至站在被告人的立場，向法官表示：「聽聞被告的犯案經過和作案動機，不得不令人同情。」

審理該案的男性法官在被告人提問環節提到，目前照顧殺人案件屢見不鮮，就這一現象的緣由詢問龍一的看法。對此，龍一表示：

「如果想要盡可能不給他人添麻煩努力生活下去，那麼必須捨棄一些自己所擁有的東西。如果自己也已走到極限，那麼除了捨棄生命之外，就別無他法了。」

二〇〇六年七月，法官宣布，判處龍一兩年六個月有期徒刑，緩期三年執行（求刑為三年監禁），判決得以最終確定。

法官對緩刑判決的理由進行說明：「我們相信，被害者對被告人抱著感謝的心情，而絕非怨恨。可以推測被害人並不希望被告人被施以嚴懲，而是希望他今後能幸福地生活下去。」

宣判後，法官對當前家庭照顧的現狀提出意見：「**本次接受審判的，絕不僅是被告一人。同時還應追究我國照護制度和生活援助制度的責任。**」

隨後，法官對龍一說道：「就算是為了你的母親，你也要努力，幸福地生活下去。」

龍一抬手拭去臉上的淚水，答道：「謝謝您。」

媒體對該案的審判情況進行報導之後，許多人對君枝生前最後的時光及龍一的境遇表示同情。然而，審判結束後的龍一究竟過著怎樣的生活，我們依舊不得而知。

相信在案發近十年後的現在，龍一能夠更加冷靜地回憶當時的情況吧。現今，因照護導致的悲劇不斷重演，與過去相比未見任何改善，就這現象，我們也想聽聽龍一作為當事人的看法。

我們的報導以照顧殺人案件為主題，實現對龍一的採訪對於取材來說是相當有必要的。相信很多人都想聽聽作為案件當事者的龍一的想法，也想進一步瞭解他在案件結束之後的生活。現在的龍一，究竟在哪裡，過著怎樣的生活呢？二〇一五年七月初，我們首先與當年為龍一辯護的男性律師取得聯繫。

律師這麼答覆我們：「說實話，案件結束後，我就再沒和龍一先生見過面、交談過了。」律師的工作很忙，即使是受社會廣泛關注的案件，審判結束後，律師的職責就已完成，多數律師便不再與當事人繼續保持聯繫。

「每次接到媒體的採訪請求時，我都會將採訪的主旨等內容寫在信裡寄給龍一先生，但是從未收到回覆。一年前，電視臺聯繫我，表示想對龍一先生進行採訪，於是我又寫了信向他說明情況，然而信件卻因收件人不明被郵局退回。」

律師猜測，也許龍一大約在一年前搬了家吧。他告訴我們，自己並不清楚龍一現在的住處。這次我們試著尋找龍一的一位親屬，這位親屬的名字曾出現在案件的資料中，他目前居住在京都府內。我們設法得知他的住址，登門拜訪時，迎接我們的是一位老年男性。當告知他我們是記者時——

「關於那件事，我已經全都忘了。沒什麼可說的。」他這麼說著，作勢便要關門。我們立刻表明此次採訪的主旨。「請問龍一先生現在住在哪裡呢？我們想要和他談一談。」老人聞言，斬釘截鐵地回答我們：「採訪他是不可能的。」然後便陷入沉默。過了一會兒又說道：「龍一已經不在這個世上了。他去年就死了。生病死的。」

「龍一先生真的已經去世了嗎？」

「我現在也正在整理自己的心情，想要把那件事徹底忘記。我不想再說了。」

「案件發生後，龍一先生過著怎樣的生活呢？」

「龍一一直活在自責和悔恨中，直到他生命的最後一刻。」

面對我們對龍一去世情況的詢問，老人拒絕進一步回答。一週後我們再次拜訪老人的家，得到的仍是同樣的答覆。

至此，採訪遭遇了前所未有的阻力。據目前所知，我們已無法與龍一直接對話。並且，龍一的病情、臨終前的情況均無從得知。

為瞭解龍一生前最後的時光，我們來到龍一過去居住的，位於伏見區的公寓，對公寓周邊和龍一的熟人進行走訪。但是，沒人知道龍一的消息。

自開始對案發後龍一的生活軌跡進行調查以來，已過去十天有餘。就在那時候，我們拜訪了居住在京都市內一名與龍一相識的男子。我們告知他龍一已經去世的消息後，他沉默不語。從這位男子口中，我們得知了龍一在案件審判後所生活的住址。

一連串的悲劇

位於滋賀縣西南部的草津市，是一座人口約十三萬的小城。此處坐臨日本第一大湖琵琶湖的東南部。在JR京都站搭乘電車，約二十分鐘就能抵達草津市。

七月十四日上午十一點左右，我們頂著炎炎夏日，從JR草津站出發坐車大約十分鐘，便到達目的地。此處一幢陳舊的四層樓公寓便是案發後龍一的住處。

此時樓體四周架設了鷹架，停車場內停著許多施工車輛。工作人員告訴我們，由於建築物老舊，正在對此處進行翻修。

龍一曾經居住的地方就在這幢公寓的三樓。我們在一樓看到了用油性筆寫著「山岡」字樣的信箱。山岡正是龍一的姓氏。

我們依次走訪公寓的住家。其中，一名七十多歲婦人說的話，讓我們頓時震驚不已。

「山岡先生去年在琵琶湖自殺了。」

據該婦人講述，二〇一四年八月，警方曾來到公寓走訪調查龍一的生活情況，她也是在那時得知龍一自殺的消息。

據鄰里所述，龍一大約九年前搬來此處居住。恰好是審判結束的時候。龍一居住的公寓面積大約六張榻榻米大小，內有一間狹小的廚房，月租金約兩萬二日圓。

龍一每天一大早就外出工作，傍晚時分才回家。龍一平時和街坊鄰里幾乎沒有往來，大家也都不知道龍一便是當年照顧殺人案件的當事人。

隨著在公寓周邊深入走訪調查，我們得知曾經照顧過龍一的某個親戚目前正居住在滋賀縣內。據悉，在龍一去世後，該親戚曾來公寓處理後事。我們從鄰里口中獲知了他的姓名。

隨後，我們在滋賀縣內的電話簿中找到了本田弘幸（化名）的名字，他正是我們所要尋找的龍一的親屬。兩天後，一個陰沉多雲的日子，天空飄著細密的雨絲，為拜訪本田先生，我們來到某個小鎮。

在一處獨棟住家門前，我們按下對講機，玄關的門隨即打開，迎接我們的是一位七十多歲的老人，他就是本田先生。

得知我們是為瞭解龍一的事情而前來拜訪，本田露出不耐煩的表情：「龍一已經去世，我不想再提過去的事了。」

「我們聽說龍一先生自殺了，感到非常震驚。我們想瞭解一下到底發生了什麼事。」

聞言，本田彷彿有心理準備一般，走出玄關，來到門前。只見他停頓片刻，隨即點著手上的菸，深深地吸了一口：「那是去年八月一日早晨的事……」

他緩緩向我們講述起當時的事情，眼神深邃，不時凝視著遠方。

二〇一四年八月一日，早晨八、九點鐘的時候，本田接到了滋賀縣警察署的通知。警方告訴他，龍一的遺體在琵琶湖被人發現，並且在琵琶湖大橋附近還找到了他的電動自行車。據悉，琵琶湖大橋位於大津市與守山市之間，將一湖之隔的兩座城市相連。

據當時正在附近散步的目擊證人所述，一名可能是龍一的男子從琵琶湖大橋的高處一躍而下，落入湖中。

「在龍一隨身攜帶的腰包中，發現了一張小小的白色便條紙，似乎是遺書的樣子。上面寫著『希望能與自己和母親的臍帶一同火化』。腰包中還有一個四方形的盒子，裡面有兩段臍帶。」

原來，龍一並不是病故，而是自殺身亡的。審判結束後，龍一身上究竟發生了什麼事呢？

「案件審判結束後，親屬們聚在一起商量龍一今後的生活安排。龍一當時連個去處都沒有。

因為許多親屬居住在滋賀縣，因此大家決定帶龍一到那兒去生活。大家為龍一在草津市找好公寓，並為他安排了木材公司的工作。當時我是龍一的身分擔保人。」

本田曾多次拜訪龍一的公寓，同他一起喝酒。公寓內的佛龕上供奉著龍一父親和君枝的牌位。

一開始，本田總是鼓勵龍一：「就算是為了你的母親，你也要振作起來，好好生活啊。」然而，龍一絕口不提與案件相關的事。

龍一在木材公司勤勤懇懇地工作著，彷彿什麼事都沒發生過的樣子，安靜地過著每一天。公司的同事這樣評價龍一：「他非常認真地默默工作著。」其他同事回憶起龍一，這般描述道：「以他的實際年齡而言，龍一顯得格外精力充沛，對於自己熟悉的機器設備，總是很細心地教我們使用方法。」

有時候，龍一還會在休息日和同事一起外出釣魚。然而，二〇一二年，龍一到了退休的年紀。雖然與公司簽訂了續聘合約，但是二〇一三年初，由於經濟不景氣，公司無法再與龍一續約，他只得離開木材公司。

「我被公司解雇了。」

告知本田這消息時，龍一顯得非常低落。

公寓的一位女性居民這樣描述道：「龍一離職後，表情也變得黯淡起來，整天閉門不出。」

漸漸地，本田等親屬打來的電話，龍一也不接了。二〇一四年春天，公寓的管理人與本田取得聯繫：「七月底租屋合約就到期了，必須與住客本人確認此後是續約還是解約。」

「那之後，我去了好幾次龍一的公寓，但是都沒能見到他。有時候還能看到屋內亮著燈。大概是六月分吧，龍一隔壁的住戶讓我進了房間，我順著陽臺向龍一的屋子裡望去，只見窗戶緊閉，屋內沒人。那時候連總電源也被關掉了。屋裡還堆放了許多信件。」

本田感到很擔心，於是向警方提出搜索申請。然而沒能找到龍一的下落。大約兩個月後，龍一的遺體被發現了。

龍一去世的時候，身上現金僅有數百日圓，積蓄也已用盡。

「從龍一離開公寓到八月一日為止的這段時間內，他到底去了哪裡，做了什麼，警方的調查也未能得到準確的結果。手機的通話紀錄和銀行帳戶的存提款紀錄也未留下任何資訊。然而可以確定的是，龍一對租約在七月底到期這個事實是清楚的。當時的他失去工作、經濟窘迫，還即將失去住所。也許正是這一連串的打擊把他逼入絕境，因此他選擇在八月一日自殺。」

也許本田的推測不無道理。龍一在河灘上將母親殺害，並尋求與之共同自殺的日子，正是當年二月分的第一天。龍一因為無法支付二月分的房租，心生絕望，便在一月三十一日帶著母親離開家。

「審判雖然結束了，但對於龍一而言，案件所帶來的影響遠遠還未消散。雖然我為龍一的死感到懊悔，但我認為在龍一的心裡，想與母親重新團聚的想法是相當強烈的。」

在庭審的被告人提問環節中，龍一曾流著淚堅定地承諾道：「我會連著母親的份一起活下去。」然而，龍一最終未能遵守他的承諾，縱身躍入湖中，結束了自己的生命。

因照護而引發的案件，往往能博得人們的同情，然而這些案件並未在審判結束後就畫上句點，而是在未來的日子中引發新的悲劇。

龍一案件究竟向我們傳達了什麼呢？當龍一的生活陷入困境，他究竟遭遇了怎樣的阻礙呢？我們就此向本田詢問的時候，他小心翼翼地開了口：

「我國並不是缺乏對生活困難的人們的救助制度，我覺得行政方面並沒有過錯。但是，**有些人像龍一一樣，想要利用制度卻無法利用，或者根本就不利用制度，對於這些處事笨拙的人，如果社會能有什麼援助措施就好了。**」

本田與幾名親屬一起為龍一處理後事。按照龍一的遺願，他們將遺體與兩段臍帶共同火化，送龍一走上最後一程。

親屬們希望，龍一既然已經離開人世，就把這一切的悲劇痛苦全都結束吧。於是，遺體火化後，親屬們並未保存龍一的骨灰，也沒有為其設牌位或墓碑，且將龍一房內的遺物、佛龕等都一併銷毀了。

因照護疲勞所導致的故意殺人或共同自殺案件，審判結束後，加害者繼續接受心理諮商、行政機關隨訪的情況非常少見。

對於受到公眾關注的龍一而言，在案發後也未能得到相關部門的福利援助，在陷入困境之時，選擇結束自己的生命。

如同第一章中所述，由我們的分析可以知道，多數照顧殺人案件的加害者曾不分晝夜地照護家人，面臨慢性睡眠不足的問題，於是漸漸身心俱疲，陷入絕望。

因照護疲勞所導致的抑鬱狀態等身心問題，很可能成為引發悲劇的誘因。

然而，案件中的加害者在經歷審判或服刑等司法流程後，心理問題仍未得到解決。更有甚者，由於親手奪去摯愛家人的生命，加害者背負著這個沉重的罪行，內心幾近崩潰，在煎熬與痛苦中掙扎前行。

事實上，還有一位我們無法忘卻的人物。這位男性是一名泥水匠，我們在對照顧殺人案件進行取材的過程中與之相識。

照顧殺人案件所遺留的創傷

「妻子的樣子真的太可憐了。我都不忍心看呢。」

田村浩（70歲，化名）是一名泥水匠，他居住在大阪府的鬧區。這天我們前去拜訪，他坐在自家玄關門口，嘆著氣回憶起去世的妻子。

二〇一五年八月十七日上午，盂蘭盆節的假期已經結束，返鄉熱潮也已散去，人們逐漸回歸正常生活。自浩服完刑出獄，已過去一年又兩個月了。

三年多前，浩將身患風溼病的妻子夏子（67歲，化名）刺殺，遂被判處兩年六個月有期徒刑。而在案發前，浩曾全心全意地照護妻子近十年時間。

那天，我們拜訪浩所居住的小戶獨棟住家，這裡也曾是案件發生的現場。按下門口的對講機後，一名身材瘦高的老年男子為我們開門。這位老人就是浩。

只見他身穿短袖上衣、白色及膝五分褲，右側膝蓋處纏繞著繃帶。

對於我們提出的採訪請求，浩搖著頭拒絕了。

然而我們不願輕易放棄，一鼓作氣再度懇求道：「我們的採訪是為了給當下正經歷著照護痛苦的人們帶來寬慰和告誡，請您接受我們的採訪吧。」

「那麼……就今天吧？」浩說著，將我們領進門。

「夏子生前因為風溼病而臥床不起。她總是感到疼痛，真的很可憐。我不忍心看她這樣。夏子每天都會一個勁兒地說，自己已經堅持不下去了。」

浩斷斷續續地拼湊起語句，訴說著對妻子的回憶。

「夏子討厭別人觸碰自己的身體。」浩向我們說明過去從未使用照護服務的原因。夏子強烈地希望由浩獨自照護自己。

當時家中只有浩與夏子，浩一邊做著泥水匠的工作，一邊忙不迭地照護夏子，不知不覺間，浩的心理出現問題。

「當時自己憂鬱了。不，更有過之。那時候我始終情緒低落，鬱鬱寡歡。」

談話開始十五分鐘左右，長女涼子（化名）回到家。浩在出獄後便與涼子共同生活。見女兒回來，浩立刻對我們說道：「今天就到此為止吧。」講起夏子的事情，我就感到心裡不好受啊。你們過一段時間再來吧。」

說罷，浩露出疲憊的神色，站起身。

臨走時，我們提出：「能告訴我們您的手機號碼嗎？」

為下次採訪前能聯繫上浩，我們仔細地存下他的手機號碼。

根據本案的審判紀錄及相關人士的證詞可知，由於照護疲勞，案發時浩也處於睡眠不足的狀態。雖然並未對浩進行精神鑑定，但根據其事後回憶，案發當時其自身精神狀態極差。

案發時間為二〇一二年三月五日，下午三點五十分左右。在面積僅四張榻榻米有餘的狹小房間內，當時夏子正仰臥在床上休息，浩拿著刀（刀刃長約十九公分），對準夏子的胸口，共刺了五下，將其殺害。

將妻子殺害後，浩雙手不住顫抖，甚至沒法撥電話。於是他拿著菜刀就來到隔壁鄰居家，請求鄰居幫忙報警並叫救護車。

救護車趕到的時候，浩正靜靜地坐在玄關附近，精神恍惚。當時夏子已經沒了氣息。

這天，從一早開始，夏子就比往常顯得更煩躁不安，不斷地叫喚著自己的疼痛。看著夏子痛苦的樣子，浩心情變得愈發沉重。

「我不想再眼睜睜地看著夏子忍受痛苦了。我想讓她不再痛苦，徹底解脫。」

當時的浩由於長期處於悲觀抑鬱的情緒之中，對妻子的病、自己的生活都已束手無策，內心充斥著既無退路便一了百了的想法。最終，在太陽快要下山的時候，浩猛然起身，來到廚房，抓起一把菜刀。

夏子在四十五歲後患上類風溼性關節炎。這是一種免疫系統異常引起的疾病，會導致全身的關節產生炎症反應。

發病十年後，夏子開始依靠輪椅生活，浩也開始了對妻子的照護。浩每天早晨四點起床，為自己準備當天的工作便當及夏子的午餐。傍晚時分，浩下班後，還要準備兩人的晚餐。

案發一兩個月前開始，夏子的風溼病症狀加重，變得無法獨立進食、上廁所。每天無論晝夜，夏子每隔兩小時就要上一次廁所。因此浩在五金百貨購買了簡易坐便器，放在夏子的床邊。要上廁所的時候，浩就把夏子抱到坐便器上。

然而，夏子需要浩幫忙的，並不僅僅是上廁所這件事而已。

「關一下門。」

「把這兒收拾一下。」

夏子白天睡眠時間長，到了晚上，就如同撒嬌一般，差遣睡在隔壁房的浩做這做那。浩只能揉著惺忪的睡眼，按照夏子的要求一一完成。

吃飯的時候，浩會用湯匙把食物送入夏子的口中。由於夏子身體疼痛，無法洗澡，浩便為她擦身。那時候，浩每天的睡眠時間僅有兩三個小時。浩感到自己漸漸力不從心，再也無法兼顧工作與照護，遂辭去泥水匠的工作。

正如浩所述的一般，夏子無法接受浩以外的人照護自己。對夏子而言，僅僅是他人觸碰自己的身體似乎都會帶來巨大的痛苦，連醫師的觸碰她都相當抗拒。因為夏子不願去醫院，浩要定期去醫院為她領取止痛藥。

雖然夏子持有身心障礙手冊，但浩考慮到夏子不願與他人有過多接觸，因而未接受照護等公共福利服務。浩獨自承擔了所有的家務和照護工作。

就在浩辭去工作後的某個深夜，浩在家中服用了在園藝中使用的名為馬拉松乳劑的農藥。當時的浩已因照護筋疲力盡，一心想尋死解脫。

但是，農藥立刻就被吐了出來。除了腹痛和腹瀉的症狀以外，浩並無大礙。「也許是冥冥之中上天救了我一命，好讓我繼續照顧夏子吧。」浩這般想著。

浩向夏子坦承自己自殺未遂的事，聞言，夏子悲傷地說道：「你以後不要再喝那樣的東西了啊……」

「再也不會了。」浩向妻子承諾。

那以後，浩繼續夜以繼日地照護著夏子。對於照護的辛勞和自己身心產生的問題，浩從未對任何人提過。

浩從中學時代便開始學習泥水匠技能，是個道道地地的職人。一九六八年（昭和四十三年），時年二十三歲的浩與曾是中學同窗的夏子結婚了。

婚後，兩人建造了自己的房子，然後有了獨生女涼子。浩的工作非常順利，身為泥水匠的他參與各處住宅建築的施工，收入也頗為豐厚。浩的興趣愛好是釣魚，因此他時常帶著家人前往和歌山縣的勝浦、福井縣的東尋坊等海邊景點旅行。

一家人的幸福生活，在一九九二年出現了轉折。當時夏子的身體產生異常。她的手指歪曲，各關節腫脹且伴有疼痛。夏子遂被確診為類風溼性關節炎。但當時的症狀對她的正常生活並沒有造成太大的影響。

大約是二〇〇二年的時候，夏子因肺病住院。住院後，夏子的體能一下子衰退，出院時甚至無法獨立行走，只得依靠輪椅。

當時涼子已經出嫁離家，於是浩開始了獨自照護夏子的生活，這是他從未有過的經歷，他艱難地摸索並努力堅持著。自那之後約十年間，浩始終獨自一人照護著夏子，直至最後，親手奪去她的生命，這一切終以悲劇落幕。

日子一天天過去，每天的生活不斷重複，在這夜以繼日辛勞的照護過程中，浩也許已經達到身心的極限了吧。想必現在也有為數不少的人在類似的照護生活中掙扎、堅持。我們相信，浩所說的話一定能對這些痛苦中的人們產生深刻的影響。

與浩初次見面以來，已過去約兩週的時間。那時候浩對我們說：「你們過一段時間再來吧。」我們便決定先等待一陣子再與他聯繫。兩週後，我們認為時機已經成熟，可以再次向浩提出採訪請求。

二〇一五年九月初，我們按照浩告訴我們的手機號碼，撥通電話，但是鈴響後卻始終無人應答。

無論我們打多少次都沒人應答，因此我們決定前往浩的家中拜訪。這次為我們開門的是涼子，她對我們說道：

「父親已經去世了。」

過了幾天，涼子向我們述說了事情的經過。

八月三十一日這天白天，趁著同住的涼子一家外出的時候，浩在自家浴室內用美工刀割腕，結束了自己的生命。

涼子的長子先一步下班回到家。當時電視機正打開著，卻不見浩的身影。

「外公不在家嗎……」

長子心裡納悶著在家中四處尋找，隨後發現倒在浴室中的浩。浩並未留下遺書。

據悉，浩出獄後不久，便開始泥水匠的工作，每月有十到十五天都在工作，就在自殺的兩天前，他還曾外出工作過。事發當天早上，浩和往常一樣外出散步，並沒有任何異樣。

然而，涼子向我們透露這樣的情況：

「由於案件和牢獄生活的影響，父親彷彿完全變了個人。總是有種惶惶不安的感覺。父親似乎患上憂鬱症，總是看著電視，靜靜地發著呆。連過去喜歡的酒也幾乎不喝了，曾經那麼熱衷的釣魚也不再去了。」

為迎接父親出獄，涼子對曾是案發現場的老宅進行整修。不僅翻新了室內裝潢，還改造了採光和通風。

涼子想藉此讓一家人都盡快忘記那起悲劇，開始新的生活。浩出獄後，涼子一家從附近的住宅區搬來與浩同住，守護著父親。

與女兒一家開始了新生活的浩，每天會在夏子的靈位前為她祈福，每月會去一次夏子的墓地掃墓。然而，浩卻無法再回到過去的狀態，重新振作起來了。出獄僅僅一年多之後，他便選擇與女兒和外孫永別。

浩去世後，泥水匠的工頭將浩的一些遺物送到家中，其中包括用於將水泥塗到牆上的抹刀。只見在超市用的置物籃中，裝滿了浩生前使用的各種工具。浩曾咬緊牙關，堅定地握著這些工具，勤勤懇懇地工作著，養活了一家人。

面對這般珍貴的父親的遺物，涼子執起一件，握於手中，感慨道：「父親常說：『不要因過去的事而遲疑躊躇，要一直向前看，做著自己喜歡的事，好好生活下去。』但是，父親果然還是一直在想著母親的事，沒法繼續生活下去了啊……」

無論是京都伏見殺害失智母親案件中的龍一，還是曾是泥水匠的浩，在案發後，都得到了家人及親屬在生活上的無私幫助。但是，由於照護而產生的巨大心理陰影卻未能輕易消除。就照顧殺人案件而言，對加害者們進行心理諮商與疏導是相當有必要的。

另一方面，因案件而感到痛心疾首的，並不僅僅是當事人的家人及親屬。在浩和夏子的案件中，住在附近的鄰居們也對此深感悲痛。也曾有人在看到浩因照護而筋疲力盡的樣子後，勸說其將夏子送至照護機構。案發後，數百人簽名請願，希望法庭給予浩從寬處理，請願書在審判當時作為證據公諸於眾。

請願書究竟能對陪審員及法官的判斷做出多大的影響，我們不得而知，但是在照顧殺人案件的審判中，請願書呈於庭上的情況並不少見，當事人因照護而疲憊辛勞的樣子，都被鄰里們看在眼裡，也痛在心上。

每一起照顧殺人案件，都會對與當事人相關的人造成巨大的打擊，他們會永遠在內心自責，無法釋懷。

難道當時真的無法預防案件的發生嗎？

真的無法拯救當事人嗎？

第四章

悲劇能夠預防嗎？

照護援助專員的自白

我們對照顧殺人案件及加害者的調查採訪，最終以系列企劃「照護家族」為名見諸報端。最初的連載名為「殺人案件的『自白』」，刊登於二〇一五年十二月七日的晨報（《每日新聞》大阪總部發行版本）。

我們報導了第一章中提到的姬路市殺害失智症妻子案件，根據加害者木村茂及其他當事者的「自白」、審判紀錄，我們力求還原案件真相及案發背景。

連載獲得巨大迴響，我們收到了來自全國各地不計其數的信件和郵件。其中有正在進行家庭照護或曾有過相關經驗的讀者的來信，字裡行間無不透露各般無奈與煩惱。同時，也有不少讀者殷切地盼望著社會對照顧者的支持及保障制度能夠得到進一步的完善。

在眾多讀者來信中，一位六十多歲的男性讀者所提出的樸素真摯的問題引起我們的關注。

「當事人身邊的人，能否預防照顧殺人案件的發生呢？」

事實上，在對採訪結果進行回顧的時候，我們也針對這一問題進行討論。照護援助專員、醫師、機構工作人員等專業人士，在與照護家庭當事者接觸的過程中，能否及時察覺異樣呢？

十二月二十三日，街道被聖誕彩燈裝飾一新，處處洋溢著節日的氣氛。這一天，我們來到民生委員吉田孝司的家，他曾促成我們對茂的採訪。

與吉田談話間我們得知，他因工作關係，與茂的妻子幸子曾經的照護援助專員白石早苗相識。因而我們拜託吉田與白石取得聯繫，詢問對方是否願意接受採訪。

幾天後，我們得到吉田的答覆：「白石女士閱讀了《每日新聞》上的連載。她表示：『木村先生能夠這般有決心與勇氣站出來為案件發聲，那麼我也要盡我所能。』」

新年伊始。二〇一六年一月十九日下午一點左右。我們來到了位於姬路市郊外的住宅區，附近的山丘此時已裹上了淡淡的銀裝，向遠處延伸著，一派靜謐美麗的畫面。上次來到這裡還是夏天的時候，我們對茂進行了採訪，自那以來，已過去了近半年光景。

白石工作的照護機構位於國道沿線，附近超市、便利商店林立，從茂的公寓步行僅需十分鐘左右。原先的木質兩層樓住家經過擴建改造，成為了現在的商用建築，在建築物的正面掛著寫有機構名字的大幅招牌。

打開玄關門後，映入眼簾的是面積約二十張榻榻米大的大廳。約十名老人正在大廳裡看著電視，不時與工作人員談笑，這些老人都是在此接受日間照顧服務的。其中也有老人正躺在床上。

機構方面也已得知白石接受採訪的事，工作人員帶我們來到二樓的會客室。

過了一會兒，只見白石一邊打著電話一邊匆匆走進屋內。也許她正在和負責的照護家庭進行溝通吧。不一會兒，她掛了電話，向我們露出了微笑：「讓你們久等了。」

白石身形小巧，動作輕快，說起話來也很爽快，完全不像七十多歲的年紀。白石言談間充滿自信，看起來完全能夠勝任照護援助專員的工作。

二〇〇〇年，在介護保險制度得以落實之後，為使其順利運作，照護援助專員這一職位便應運而生。

對於使用介護保險服務的家庭，照護援助專員每月都需預先為其制定詳細的服務計畫（照護方案），確定具體接受服務的種類和時間。照護援助專員的主要工作是，與受照顧者及其家人進行有效溝通，制定照護方案，並在服務開始後確認方案是否被切實施行。

介護保險制度的實施，首先要通過照護需求認定，確認申請人所需要照護的程度。根據程度不同，日後所使用的服務種類及給付額度也各不相同。照護援助專員需要結合受照顧者的症狀及自身意願，制定最為適合的照護方案，對於有照護需求的家庭而言，能在有限的條件內，最大程度地滿足家庭的需求，這樣的專員是最值得信賴的。

想要成為照護援助專員，需要通過都道府縣[16]等舉辦的考試，並接受相應的培訓。且參加考試的必要條件是，具備照護社工、一般社工、護理師、醫師等法定資質且具有五年以上工作經驗，在福利機構具有十年以上照護經驗等。這個職位所尋求的人才不僅需要具備理論知識，還需要有豐富的實際工作經驗。

白石曾經是護理師。在介護保險制度開始施行後不久，她便投身於照護援助專員的行列，至今已服務過近一百戶具有照護需求的家庭，工作經驗豐富。

「我真的為木村夫婦的事感到遺憾。」

白石在會客室的沙發上落坐，這麼對我們說道。隨後，她從Ａ４大小的透明資料夾中取出當時的工作日誌及幸子的照護方案，一邊閱讀，一邊回憶起當時的情況。

據白石所述，有這樣一幅場景始終深深印在她的腦海中，揮之不去。

16 日本的行政區劃，分別為：東京都，京都府、大阪府，及四十三個縣。

那時茂垂頭喪氣、情緒低落，邊嘆著氣邊悠悠說道：「已經沒有機構能夠讓孩子他媽入住了啊……」茂的表情空洞呆滯。

此前，白石眼見茂因為照護而筋疲力盡的樣子，於心不忍之下，提出幫忙聯繫能夠讓幸子入住的照護機構，最終卻尋而未果，無法解決幸子的照護問題。

二〇一二年八月十六日，正是茂將幸子殺害的六天前。當時正值盂蘭盆節假期，白石在為幸子尋找照護機構的過程中遇到了阻力，她無論如何也想當面與茂說明這一情況，於是在這一天前往茂的家中拜訪。

為制定照護方案，白石每月都會拜訪一次茂的家。近三、四個月以來，幸子的症狀不斷惡化，對此她也早已察覺。

「就算是我這個外人在的時候，木村太太也沒法安靜下來。有時候她一進到廚房，就會對著木村先生大聲呵斥：『趕緊做飯！』絲毫不避諱我的存在。木村太太當時已經無法自主更衣，吃飯時會把食物撒落一地，有時候還會不自主地流口水。在我看來，木村太太的病情惡化十分迅速。」

同時，白石也明顯地感到，茂的疲勞正與日俱增。

「木村先生看起來疲憊不堪。以前的他總是表現得非常沉穩，但當時他卻總顯得焦慮不安。木村先生表示，自己出現食欲減退的情況，體力也大不如前，並且還面臨睡眠不足的問題。

也許是因為要照護木村太太的緣故吧，他絲毫沒有休息的時間。」

這樣下去，茂無法再繼續對幸子進行家庭照顧了。出於這個想法，白石勸說茂將幸子交由機構進行照護。

茂卻表示：「我將繼續照顧幸子。」一開始，茂的態度很堅定，但在白石的不斷勸說下，他的想法也漸漸發生改變。在與茂的兒子商量後，白石便開始著手尋找合適的照護機構。

然而，能提供長期入住且收費低廉的照護機構並不多見。以各自治體或社會福利法人營運的特別養護長照中心為例，根據厚生勞動省的資料顯示，其作為介護保險機構，入住費用低於民營機構，然而等待入住的人群數量在二〇一三年度就已超過了五十二萬人次。

白石首先試圖尋找能夠讓幸子短期入住的機構。隨後，某處機構同意讓幸子入住一晚。然而，再次申請入住的時候，對方卻拒絕了。機構方表示，第一次入住的時候，幸子在夜間出現大聲喧譁的情況，值班的工作人員稱幸子過於吵鬧，不適合繼續入住。

白石還找到了其他幾所機構，然而在說明幸子的症狀後，無一願意讓其入住。

同時，白石也在積極尋找能夠提供長期入住的機構。她與茂一起研讀由地方製作的照護機構目錄及地圖，以「離家較近」、「費用能靠退休金支付」為條件進行篩選，最後確認了四處機構。一一詢問後發現，沒有一處機構有空餘的床位。

「八月十六日那天我拜訪了木村家，向木村先生說明現狀的嚴峻：『任何一所機構都很難入住啊……』木村先生顯得非常沮喪，怯懦無助。這是我第一次看到木村先生露出這樣的神情。道別時，我對他說道：『我還會繼續尋找的，我們都不要放棄。』未曾想，這竟是我最後一次拜訪木村家了……」

八月二十二日下午四點左右。白石正在機構的辦公室內製作文書，窗外突然傳來刺耳的警笛聲，白石不禁為之一震。

也許這便是案件發生的預兆吧。

那天早晨，幸子所參加的日間照護機構的工作人員來到木村家接幸子，因無人應門而聯繫了白石。接到消息的白石腦海中一下浮現出那時茂沮喪的神情。

白石隨即趕到木村家，按下門鈴後，屋內卻未有任何動靜。向陽臺望去，也沒見到晾晒的衣物，白石略感擔憂。但當時她心想著，也許夫婦倆一同外出了吧。總之，她先打電話通知茂的兒子。

幾小時過後。白石變得焦慮不安起來，彷彿是追趕著警笛聲一般，她趕到茂的公寓。只見此時公寓前正停著數輛閃爍著紅色警燈的警車。警員們一臉嚴肅地出入木村家。

見狀，白石覺得呼吸一窒，幾乎要暈倒了。

「當時自己的心怦怦直跳。那天晚上，警方來到機構取證。我這才知道，發生了這樣嚴重的事情……真的非常震驚。」

自二〇一一年十一月起，白石擔任幸子的照護援助專員，當時距離案發約十個月。首次面談的時候，茂表示：「想讓幸子繼續體驗人際交往的快樂。」描述著自己對即將開始的照護生活的希望。

根據幸子的症狀和舉止，白石為其制定每週使用一天日間照顧的方案。然而半年後，二〇一二年春天開始，在與幸子的主治醫師商談後，白石希望能讓睡眠不足的茂有更多休息時間，因此將幸子每週使用日間照顧的時間增加到三天。夏天開始，幸子使用日間照顧的頻率已增加到每週五天。但即便如此，也未能避免悲劇的發生。

「我最感到後悔的是，就算是一天也好，自己沒能將木村先生從家庭照顧的痛苦中解脫出來。自己為何沒能找到合適的照護機構呢？但是，機構方面也並無過錯，因為人手不足、等待入住的人數眾多等緣故，拒絕入住也是無奈之舉。」

我們與之前曾拒絕幸子短期入住的機構取得聯繫，大多數都拒絕我們的採訪。不過，其中有一家機構的負責人邊露出苦澀的表情，邊這樣對我們說道：

「許多申請者都這般拜託我們，『就算是一天也好、一週也好，請允許我們入住吧。』我們也想讓大家入住，但是有時不得不因患者的病症而婉言相拒。就我們這兒來說，夜間值班的工作人員一人要負責近二十名患者。如果是在夜間吵鬧、走動的患者，真的就算一晚也無法讓其入住啊。」

可見，當時身心俱疲、陷入絕境的茂，並非照顧者中的特例。在採訪中，白石向我們強調一件事。

「經歷那起案件後，我察覺到，在我所負責的照護家庭中，也有不少人因照護而疲勞，陷入危險的狀態。作為照護援助專員，如果我和同事們能夠更耐心地傾聽當事人的煩惱就好了，但遺憾的是，我們並沒有這麼多時間。」

白石常年需要負責超過三十例有照護需求的個人及家庭。如果在一個家庭上花去過多的時間，就沒法照顧到別的家庭。僅僅是每月一次的家訪及照護方案等文書的製作，就已經讓援助專員們應接不暇了。

白石曾親眼看著茂陷入絕境，但是作為照護援助專員，僅僅依靠她的力量，是無法預防悲劇的發生。

「要想預防悲劇的發生，需要行政機構等方面介入，採取措施，制定相關制度，在緊急情況下讓當事人及時入住照護機構。我們也在努力，但是國家及行政機構方面也應該為家庭照顧者提供更多保障和支援。」

二〇一三年十一月十七日，距案發已過去一年有餘，白石在姬路市內偶然與茂相遇。自案發不久前的八月十六日家訪以來，這是白石與茂首次見面。

「那時候真的麻煩您了。」

茂走近白石身旁，露出抱歉的神情，深深地向她鞠了一躬。此時白石內心悲痛欲絕。真正需要道歉的人是我啊，什麼都沒能為你們做……

醫師察覺到的徵兆

在兵庫縣西部的山間，有一座新興小城，我們要尋找的那家醫院正坐落在此地。醫院樓宇採用西洋建築風格，使用了大量木材，外觀看起來像是一家高級旅館，優雅又不失品味。這裡便是幸子曾經就診的醫院。過去，茂每個月都會開一小時左右的車，從姬路市內帶著幸子來到此處。幸子當時的主治醫師名叫林哲郎（40歲，化名）。

林醫師是一位失智症方面的專家，同時在研究方面也頗有建樹。作為幸子的主治醫師，林醫師與茂也打過交道。並且，他曾診治過許多患者，接觸過不少家屬，相信他一定深知家庭照顧的艱辛。我們想就茂的案件聽聽林醫師的想法。

二〇一六年一月十五日下午四點左右，冒著陣陣寒冷的山風，我們來到林醫師工作的醫院。

採訪被拒絕的可能性較高時，若直接拜訪，採訪成功的情況不在少數。出於這般考慮，我們未與林醫師事先約定採訪事宜。

服務臺的工作人員聯繫了林醫師。當天的診療剛剛結束，在等待約十分鐘後，林醫師出現了。

使我們略感吃驚的是，林醫師比想像中要年輕不少。作為失智症方面的專家，林醫師擁有豐富的臨床經驗，也是院內重要人物，他不僅在本院接診門診病人，同時還定期前往位於大阪的大學開展研究的工作。

林醫師彬彬有禮地與我們打招呼，隨後我們將連載報導的影本遞給他過目，其中登載了茂的案件。林醫師仔細閱讀完報導後，感慨頗深地對我們說道：

「木村先生現在還居住在原來的公寓內啊。不過，他看上去很有精神，看到他積極面對生活的樣子，我也放心了。既然木村先生本人都接受採訪，這般詳細地追述了案件經過，我也沒有理由不接受採訪。」

林醫師告訴我們，自己當天的時間並不充裕，遂與我們約定一週後在醫院碰面，到時可有充足的時間與我們交流。

到了約定採訪的日子，我們如約來到林醫師的診間。他打開診間內的電腦，找出當時幸子的電子病歷。他一邊操作滑鼠，一邊逐頁閱讀病歷，慢慢拼湊起當時的記憶。

閱讀到某一頁時，林醫師突然停下手上的動作。只見那一頁的日期欄上寫著「八月二日」。

「是這一天啊。現在想來，這可能便是木村先生發出的求救信號。」

——那一天，山間綠意盎然，蟬鳴聲陣陣迴響。而進入醫院後，便彷彿踏入了另一片天地，靜謐安寧。

二〇一二年八月二日，茂獨自一人拜訪林醫師的診間。距離他親手奪去幸子的生命，正好還有二十天。

此前，茂總是和幸子一起前來醫院，然而這一天，茂趁著幸子接受日間照顧的時間，未經預約便來到醫院。

茂來到林醫師的診間，一坐下便如是說道：「夜裡妻子總是不肯睡覺呢。鄰居們都有怨言了。我真的很痛苦。到底該怎麼辦好呢……」

茂說著說著，眼淚便撲簌簌地往下掉。

林醫師擔任幸子的主治醫師已有近一年時間，這是他第一次見到茂的這般舉動，不禁為之一震。在平時的工作中，林醫師見過不少患者家屬，嘴裡時常抱怨著「我已經到極限了，沒法繼續照護了啊……」但他未曾從茂口中聽過任何洩氣的話。

當時在林醫師眼前軟弱無助地流著淚的茂，與之前相比，彷彿完全變了個人一般。

「一定要說的話，此前木村先生給我的感覺是一個堅強剛毅的人，始終堅持由自己來照護妻子。因此，那天木村先生哭泣的樣子給我留下深刻的印象。」

那一天，林醫師為幸子更換一種處方安眠藥，比之前的藥效更強力且持久。據他所述，一般情況下很難判斷哪一種安眠藥對患者最有效。若服用強效的藥劑，有時患者會一覺睡到中午，到了晚上便又難眠。根據患者體質不同，藥效也有不同。有時有些藥即使最初見效，但漸漸也會失去功效。

「其實應該循序漸進地調整處方，但是因為木村先生這般無奈地向我哭訴著妻子無法入睡帶來的痛苦，我便直接給木村太太換成藥效強力持久的安眠藥。」

那時候，茂還對林醫師這般說道：「照護援助專員和我的孩子一起說服我，目前正在尋找能夠讓幸子入住的照護機構。」

「在找到合適的照護機構之前，我們就根據實際情況繼續調整安眠藥的種類，讓木村太太夜能成眠，總之先把這段時間克服過去。」林醫師這樣鼓勵著茂，茂聞言情緒稍稍緩和，遂離開了診間。

事實上，此前不久，林醫師便察覺到茂言行舉止間的細微變化。首先，進入七月後，茂向他詢問：「除了每月一次的看診日之外，其他日子我也能來您這兒嗎？」

此後，在七月三十一日這一天，未事先預約的茂便獨自來到醫院。

「幸子夜裡總是要起床，我感到很困擾。」

茂向林醫師傾訴自己的煩惱後便回家去。

隨後，在八月二日這一天，茂又在未預約的情況下來到了診間，向林醫師哭訴自己的痛苦無助。

五天後的八月七日是幸子前來診療的日子。茂與幸子一起來到林醫師的診間，當時的茂神情稍顯柔和。

「換藥後，幸子總算是能稍稍睡一會兒了。」

聽到茂這麼說，林醫師感到自己肩上的擔子稍稍減輕了一些。病歷上如是記載道：

「患者已能夠入睡。晚上八點入睡，凌晨三點起床。很難再推遲患者入睡的時間。（略）有時候患者睡到一半醒來後，仍能繼續入睡。」

林醫師對茂說道：「目前木村太太情況不錯，我們以後也一起加油吧！」隨後為幸子預約了一個月後的診療，便目送著木村夫婦離開。

沒曾想，這一天竟是林醫師最後一次見到木村夫婦了。八月二十七日，警方來到醫院向林醫師瞭解情況，他才得知案件的發生。

案發十一個月前，二〇一一年九月十六日，這一天茂與幸子首次拜訪林醫師。

當時茂向林醫師講述了此前的求醫經過，在幸子的舉止出現異常後，茂帶著她拜訪了姬路市內的精神科，但是當時幸子只是被診斷為憂鬱症。此後她的症狀也完全沒有好轉的跡象。有時候幸子會想不起茂的名字，有時候即使茂就在自己眼前，幸子仍然嘟囔著「給孩子他爸（茂）打電話吧」。漸漸地，幸子走路時的步伐也變得沉重起來。

有一天，茂在報紙上看到林醫師撰寫的專欄，得知他是一名失智症方面的專家。茂像是看到了希望，立刻驅車趕到林醫師所在的醫院。

幸子的症狀很嚴重。還表現出佛列哥利症候群的癥候，也就是將茂完全當成了其他人。佛列哥利症候群之名取自以變裝著稱的義大利喜劇演員的名字，本意指的是妄想症狀，常見於失智症及精神疾病患者。

經林醫師診斷，幸子患上了失智症。並且，幸子的病情較為罕見，還併發巴金森氏症的症狀。一般而言，林醫師的專長是根據患者的症狀及相關檢查結果，判斷其是否患有失智症。一經確診，林醫師會與患者的家庭醫師取得聯繫，患者此後會去往離家較近的醫療機構接受後續治療。

但是，就幸子的情況而言，即使家離醫院較遠，林醫師也要求幸子定期前來醫院，並親自擔任幸子的主治醫師，負責她的診療和康復。

「對於病情特殊或深受病痛困擾的患者，有必要進行密切追蹤。木村太太患有重度精神障礙，病情特殊，因此決定讓其定期來醫院接受康復治療。我也感到木村先生的負擔較重。」

康復治療指的是，透過人際交往等各種活動，對患者的腦部形成刺激，以減緩失智症的發展，改善其症狀。

林醫師還為茂和幸子製作了「聯絡手冊」。其原理就如同大學研究小組中實行過的交換日記活動，使患者與家屬、專科醫師、家庭醫師、照護援助專員之間實現資訊共用，以取得更好的療效及照護體驗。林醫師對診斷結果及追蹤情況加以記錄。

然而，幸子的症狀仍在不斷惡化。被確診為失智症半年後的二〇一二年春天，幸子所表現出的「大聲怒吼」、「夜不能眠」等症狀愈發嚴重。

案發前約三個月，即當年五月，幸子的病情又惡化，她有時會在半夜向茂提出「帶我去散步吧」的要求，有時會頻繁地上廁所。基於這些症狀，林醫師便開始讓幸子服用處方安眠藥。也是在這時候，茂向林醫師透露自己睡眠不足的困擾，還表示「安眠藥對幸子並不起效」。

林醫師對茂的情況感到擔憂，於是使用由美國開發的 Zarit 照顧者負荷量表[17]對茂的情況進行確認。該量表透過一系列針對照護情況及照顧者對未來的不安感等內容的問題，由照顧者選擇最符合實際情況的選項，以此計算得分，評估家庭照顧者所承受的負擔情況。

茂的得分顯示，他的情況並不算太嚴重。在林醫師看來，茂理解並接受幸子的一切，積極地承擔了照護的重任。

得知案件發生後，林醫師坐在診間瀏覽著幸子的病歷，想到自己當時眼睜睜地看著茂走入絕境，深感無地自容。

「當時根本無法想像竟然會發生這樣的悲劇。現在回想起來，案件發生前其實是有徵兆的，茂也向外界傳達了求救信號。他曾在非診療時間來到醫院，還曾哭訴自己的無助。沒能及時察覺到茂無法用言語表達出來的內心真實想法，我感到悔恨不已。」

據林醫師介紹，對於失智症患者而言，能夠在與家庭醫師及照護援助專員進行資訊共用的同時，接受專科醫師的診療及持續追蹤，這樣的情況並不多見。與眾多失智症患者家庭相比，茂與幸子得到了來自周圍專業人士們更細心周到的支持。然而即便如此，也沒能避免悲劇的發生。

「所以說，真的很難。當時究竟應該怎麼做，才能避免那起案件的發生呢？究竟應該怎麼做呢？我每天都這樣問著自己，尋找著答案。」

在對林醫師進行採訪約一個月後，二〇一六年二月二十五日下午，從醫院的窗戶望去，山

17 Zarit 照顧者負荷量表（Zarit Caregiver Burden Interview, ZBI）：該量表由 Zarit 等人於一九八〇年代發明，用於評估照顧者的負荷程度。目前該量表在世界範圍內被廣泛應用。它共有二十二個項目，包括角色負擔和個人負擔兩個面向。每項按負荷程度的輕重由零到四，分成五級。量表總分為零到八十八分，得分愈高，表示照顧者的負擔愈重。

間的樹木在寒風中微微搖曳。

在醫院的某處房間內，共有八戶家庭聚集在一起，這些家庭中都有身患失智症的家人，他們都是林醫師的病人家屬。

這一天，林醫師將家屬們聚集在一起，進行失智症症狀發展的衛教，他邊向家屬分發宣傳手冊，邊耐心、細心地講解著。

在對身患失智症的家人進行照護的過程中，照顧者可能會因未曾預見的症狀而不知所措，進而心生退意。為避免上述情況發生，林醫師對家屬們進行疾病相關知識的衛教。在座的家屬分別講述各自的煩惱、對症狀發展的不安，並在傾聽與分享的過程中互相勉勵。

自己所負責的患者家屬犯下殺人罪行——這是林醫師內心永遠無法彌補的傷痛。林醫師看著眼前聚集在一起的患者家屬，暗暗地下定決心，從現在開始，再也不能讓那樣的悲劇在自己的患者及其家人身上重演。

「不能讓他再次陷入孤立無援的境地」

「案發時正值八月，我已五度拜訪姬路市政府。然而，對方給出的答覆是『我們也無能為力』，也不再傾聽我的述說了。」

當時促成我們對茂進行採訪的民生委員吉田，也深知茂在案發前的無奈遭遇。當年六月，擔任木村家照護援助專員的白石聯繫吉田，表示「有一對夫婦因照護而陷入困境」，於是吉田便拜訪了木村家。

作為民生委員的吉田，因工作需要常拜訪獨居老人，為其所面臨的問題提出建議，並提供必要的幫助。而木村夫婦並非獨居老人，因而吉田此前也未曾與其打過交道。

但是，聽了白石的描述，吉田也感到不安起來。木村夫婦所面臨的困境，包括幸子病症的發展、深夜時常發出怪聲而導致鄰居們不滿、無法尋找到合適的照護機構等，這些問題已超出地方組織能夠解決的範疇。

「當時我想幫忙安撫一下木村夫婦鄰居們的情緒，但是我認為，行政機構應該為這對走投無路的夫婦提供一些幫助。」

時年六十六歲的吉田來到市政府下屬負責介護保險的部門，反映了相關情況。據吉田所述，工作人員反覆說明：「由照護援助專員所負責的事項並非我們的管轄範圍，無法予以回應。」

在吉田家得知這情況後，我們向姬路市相關部門的工作人員瞭解情況。

「因為沒有留存紀錄，我們也不清楚當時工作人員到底是如何與吉田先生進行溝通的。但是，一般而言，對於由家人在家裡全力進行照護的家庭，很難判斷行政機構應該介入到何種程度。如果發生虐待等情況，我們能夠立刻介入，但是木村家的情況卻是丈夫盡心盡力地照護著妻子，對於這樣的家庭，至今還未有行政介入的制度。」

除了吉田的證言以外，我們已無從得知姬路市有關部門當時究竟是如何回應茂的訴求。如工作人員所述，就目前而言，行政機構無法輕易出面解決各方各面的問題。

然而可以肯定的是，當地的自治體在案發前就已瞭解木村家的困境，卻未能做出有效回應，阻止悲劇的發生。

吉田認識為失智症患者提供照護服務的機構管理者，於是前去諮詢能否讓幸子入住。對方表示「總之，先讓家屬提出申請吧」，於是吉田向茂提議：「我們一起去與對方面談吧。」「然而，正當要與對方敲定面談日期的時候，悲劇卻發生了。早知這樣，就算強制也好，即使茂會生氣，我也應該採取措施，讓木村太太盡快入住機構啊。一想到這裡，我就感到悔恨不已。我深切地感受到，自己的力量是多麼微小。」

吉田擔任民生委員以來，已有約三十年的時間，他語氣平穩地敘述著這一切，但臉上卻寫滿深深的悔恨與無奈。

吉田表示，自己至今也無法忘記案發一週前，拜訪木村家時所看到的茂的表情。

「當時茂的臉上彷彿戴了能面[18]一般，神情空洞，看不出是喜是悲。不知是靜靜地發著呆呢，還是已筋疲力盡了。茂在接受《每日新聞》採訪的時候我也在場，才得知他案發前帶著妻子深夜兜風的事。這般疲勞無奈的生活，換作任何一個人，都會受不了吧。」

二〇一三年三月，在法庭對茂宣布緩刑判決約一個月後，吉田下定決心前往茂家拜訪。面對吉田的到訪，茂面露難色，吉田壓抑著內心的波瀾，只說了一句：「發生了這麼多事，真的難為你了。」

18 日本古典戲劇「能樂」用的面具。一張面具能包含所有的喜怒哀樂，難以琢磨。

自那以後，吉田每週都會拜訪一次茂的家。在玄關前與茂進行短暫的對話，有時會聊聊天氣，有時會聊聊茂喜歡的阪神老虎隊[19]。

就這樣過去了三個月，一天茂主動對吉田說：「進來坐坐吧。」吉田進屋後，看見牆上貼著不少夫婦倆的照片，他不由心頭一酸，感慨萬千。

過了一年後，吉田邀請茂參加每月一次的地方交流活動。茂表示：「那就照你說的試試看吧。」過不久，茂便開始參加活動了。

吉田眼神柔和地看著我們，在採訪的最後這樣總結道：

「我深知，木村先生內心的傷痛永遠也無法癒合。但是，我們地方組織必須守護他。不能讓他再一次陷入孤立無援的境地。」

19 即阪神老虎棒球隊，是一日本職業棒球隊，總部設在甲子園西宮（位於日本兵庫縣）。

來自第一線照護人員的苦惱

在姬路市殺害失智症妻子的案件中，照護援助專員、主治醫師、民生委員都分別在案發前察覺到了「徵兆」。然而，要在察覺「徵兆」的基礎上做出有效應對又是何其困難，對於照護方面的專業人士而言，該案件相關人士的證言應該是寶貴而又沉痛的教訓吧。

事實上，在家庭照顧的第一線工作中，時常能感受到相似的危險「徵兆」。尤其是對於每月進行一次家訪的照護援助專員而言，應該能夠敏銳地察覺到照護家庭所面臨的危機。

照護援助專員們對其所負責的家庭究竟有著怎樣的認知呢？我們對此做了進一步的調查，但是卻無法找到現有以照護援助專員為對像的相關問卷調查結果，尤其是針對家庭照顧現狀及被照顧者家人的苦惱所做的調查。

就在那時候，我們發現了一個名叫「照護管理線上」（Care management Online）的網站。該網站旨在為照護援助專員們提供資訊，曾數次以其會員，即照護援助專員們為對象，進行線上問卷調查。

該網站由位於東京的照護及保健事務公司「網路無限」（Internet Infinity；東京都中央區）營運管理，在全國共計約十六萬名照護援助專員中，共有約八萬人在該網站進行會員登錄，相當於專員總人數的一半，規模為全國最大。

不知能否對使用該網站的照護援助專員們進行問卷調查，來解答我們心中的疑問呢？二〇一六年一月二十日，我們從大阪乘坐新幹線來到東京，拜訪「網路無限」公司總部。該公司的負責人對我們所構想的問卷調查主旨表示理解，並很快接受了我們的提議。隨後，我們便一起對問題的設置進行探討。

一月二十八日至二月三日期間，我們在「照護管理線上」網站展開問卷調查。

問卷包括針對「家庭照顧族群的現狀」及「理想的援助方法」提出十五道選擇題，同時包括可供自由回答的問答題。本問卷調查是業內首次向照護援助專員瞭解照護家庭的現狀，在全國範圍內收到了共計七百三十名照護援助專員的回答（男性兩百八十六人，女性四百四十四人）。

兩天後，「網路無限」公司對所有回答進行整理。結果顯示，情況比我們預想的更為嚴重。

【照顧者的何種表現令人感到他們已經陷入絕望狀態了呢？（多選）】

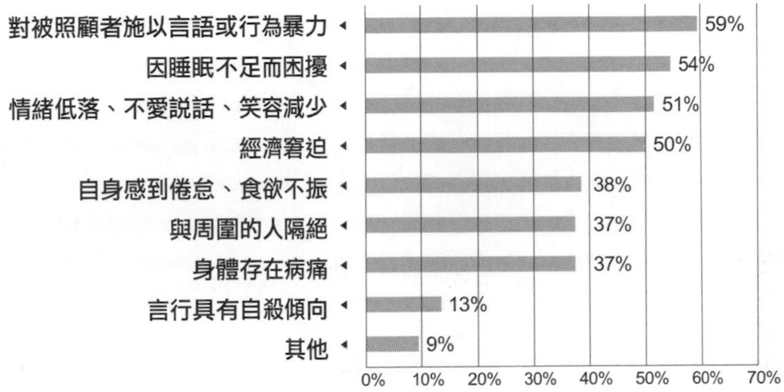

首先，有55%的回答者表示，在至今所負責的居家照護家庭中，「如果發生了故意殺人或共同自殺事件也不會感到驚訝」。

其次，有93%的回答者表示「曾感到照顧者身心俱疲，無奈絕望」。調查顯示，在全國範圍內有相當數量的人因家庭照顧而深感苦惱，而這一點也被照護援助專員們看在了眼裡。

隨後，這93%的回答者列舉了因照護而陷入絕望狀態的照顧者年齡層（多選），結果顯示，「六十多歲」（61%）占比最多，其次是「七十多歲」（52%）、「五十多歲」（49%）、「八十多歲」（31%）。

照顧者的何種表現令人感到他們已陷入絕望狀態了呢？（多選）面對這一提問，回答依次如下：「對被照顧者施以言語或行為暴力」（59%）、「因睡眠不足而困擾」（54%）、「情緒低落、不愛說話、笑容減少」（51%），「經濟窘迫」也占有50%。

【對陷入絕望的照顧者，怎樣的援助是必要的？（多選）】

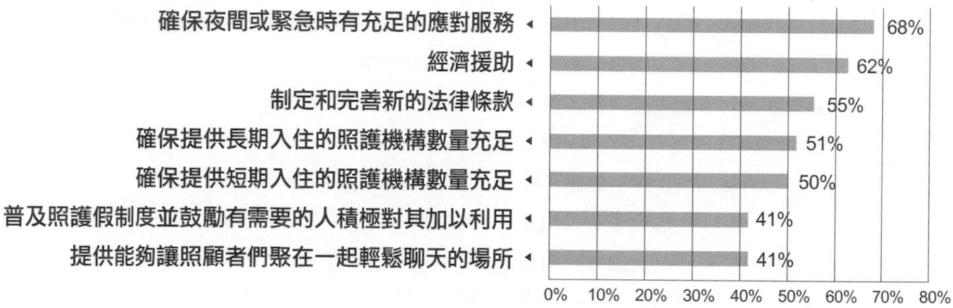

對陷入絕望狀態的照顧者，怎樣的援助是必要的？（多選）面對這一提問，共有68％的回答者選擇了「確保夜間或緊急時有充足的應對服務」這個選項，占比最高。

在介護保險所提供的服務中，對夜間上門照護、短期入住等短期照護專案也做出了規定。但是實際操作中，由於費用、機構人手不足等問題，緊急時能夠使用的服務並不充足。

「就算是短期入住也無妨，總之，必須要讓照顧者能夠好好休息」——這是眾多照護援助專員在家庭照顧第一線所體會到的照顧者最真實的需求。

此外，占比較高的選項還有「經濟援助」（62％）、「制定和完善新的法律條款」（55％）等。

那麼，當照護援助專員們在現實中與陷入絕望狀態的照顧者面對面的時候，他們到底能做些什麼呢？調查結果顯示，要為照顧者提供幫助並非輕易之舉。雖然為了幫助照顧者，多數專員會做出不同程度的努力，但也有約兩成回答者表示「不會採取任何對策」。

【對陷入絕望狀態的照顧者「不會採取任何對策」的理由（多選）】

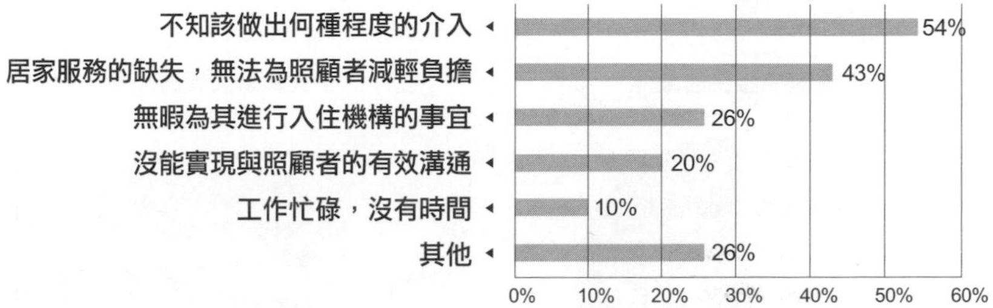

對上述理由加以詢問（多選），結果顯示，占比較高的選項為：「不知該做出何種程度的介入」（54%）、「居家服務的缺失，無法為照顧者減輕負擔」（43%）。

照護援助專員們的工作非常忙碌，並且為照顧者直接提供幫助並不屬於他們的職責範圍。即使與陷入絕望狀態的照顧者面對面，照護援助專員們也不能為其提供充分的援助，權限也不足。

在自由回答的單元內，回答者們列舉自己在家庭照顧第一線的工作中所感到的各種問題，並提出自己的意見。也有回答者表示，自己所負責的家庭中，發生過共同自殺或故意殺人案件。

一名六十多歲的女性專員表示，曾有一名丈夫在對患有失智症的妻子進行家庭照顧的過程中不堪重負，最終自殺。此前，丈夫有因照護疲勞而產生精神不穩定的情況，這戶家庭積極使用上門照護、日間照顧等服務，夫妻兩人努力讓自己不處於孤立無助的狀態。

照顧殺人案件加害者的組成

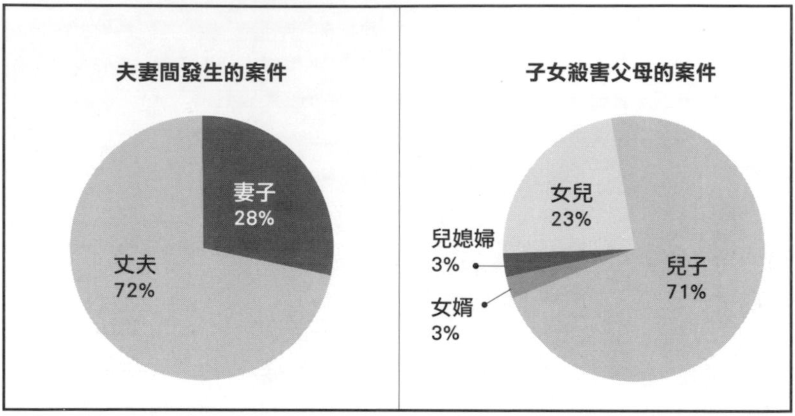

（摘自湯原副教授）

並且，照護援助專員曾懷疑這位丈夫患上憂鬱症，也勸家人帶其前往精神科就診。然而，這一切的努力未能阻止悲劇的發生。**每次前去家訪，從丈夫的話語中可以得知，他周圍並沒有能與之協商、傾訴的人。**

「這是最壞的結局了。我總是想著當時自己是不是還能做些什麼，這起案件給我帶來的心理創傷至今未能癒合。」

一位擁有十年以上工作經驗的五十多歲女性照護援助專員表示，自己曾經歷過一起兒子將母親殺害的照顧殺人案件。

案發前，母子倆共同生活，兒子全心全意地照護著母親，並且表示「希望由自己在家對母親進行家庭照顧」。然而，某一天，看著母親漸漸衰弱的樣子，兒子既憐憫又心痛，為了讓母親能夠徹底解脫，他捂住母親的口鼻，將其殺害。

這位女性在問卷中這般寫道：「在這起案件中，周圍的人都以為兒子已經習慣了照護生活。我認為應事先讓兒子更多地瞭解母親日後可能出現的症狀和病情進展，讓他能做好心理準備，這一點非常重要。同時，也有必要向家庭照顧者針對如何合理應對心理危機做衛教。」

在上述照護失智症妻子的丈夫自殺案件中，當事人最終保住了性命。事後，當事人不堪重負，現已將妻子送入短期照護機構接受照顧。

然而，這對夫婦經濟狀況拮据，沒有足夠的錢維持入住照護機構的費用。「雖然感到很遺憾，但我也束手無策。此前也尋求民生委員及生活保護課的幫助，但仍然無法解決問題。」這位援助專員這般敘述道，字裡行間透露著無奈。

一位四十多歲的男性照護援助專員表示，**照顧者陷入絕望狀態的原因之一，便是貧困**。他指出：「對於經濟拮据的家庭來說，要想讓家人入住照護機構或是使用短期入住服務都是比較困難的，照顧者的經濟負擔也會因此增大。有些家庭距離接受生活保護金的標準還差一點點，但手頭微薄的收入根本無力維持入住機構所需的開銷，此類族群承擔的照護壓力最大。」

這位男性的回答揭示了照護現狀中殘酷的一面。對於有照護需求的家庭而言，即使使用了介護保險仍需支付自付部分。照護機構收費較高，僅靠退休金便能支應所有費用的機構少之又少；即使有，也幾乎沒有空床位，入住更是難上加難。即使是應對緊急狀況的短期入住服務，也很難順利使用。

日本已成為超高齡化社會，「老後貧困」成了嚴重的問題。對於勉強維生的家庭而言，即使面臨照護問題也無法使用照護機構，只好在家中不斷堅持、掙扎著生活。

很多意見都指出，**對照顧者進行心理援助是很有必要的**。

一位五十多歲的女性表示：「照顧者的孤立無援是引發案件的重要原因。**正是那些努力進行照護的人，才更容易產生絕望的傾向。對於照顧者而言，應有聽其傾訴的對象，也要有能自己支配的時間，這樣才能在心理上有更多的空間去面對照護。更重要的是，現在的社會普遍有這樣一種認知：當個體產生照護需求時，必須由其家人來完成，這個認知應加以改變。**」

本次問卷調查，以在照護最前線工作的照護援助專員們為對象，針對照護家庭的現狀、援助的舉措等進行提問，受到照護問題專家及照護業界的廣泛關注。

將照護家庭與照護服務銜接起來的，正是在第一線工作著的照護援助專員們。他們眼中所反映的照護家庭現狀，在本問卷的自由回答單元內，得到充分的展現。

照護援助專員針對「如何給予照顧者援助」提出的意見
（摘自《每日新聞》調查問卷）

年齡、性別	照護經驗	意見
30—39歲女性	一年以上，未滿五年	有時照顧者不懂照護方法，做著無用功。應提供照顧者必要的培訓。
30—39歲男性	一年以上，未滿五年	垂直領導的行政方式存在問題。應讓照護機構的同僚聯繫起來，共同解決地方問題。
30—39歲男性	十年以上，未滿十五年	應擴大照護援助專員的職責權限。很多情況下，即使想對照顧者提供援助也無計可施，深感無能為力。
30—39歲男性	一年以上，未滿五年	針對二十多歲年輕照顧者們的理解和援助制度缺失。很多這個年齡層的照顧者會因與同齡人的處境不同而感到煩惱。
40—49歲女性	五年以上，未滿十年	如果經濟狀況良好，照顧者可以使用保險以外的服務。但是對於經濟拮据的家庭而言，情況嚴峻。
40—49歲男性	十年以上，未滿十五年	周圍的鄰居即使察覺到照顧者出現異樣，也未能及時與相關部門取得聯繫。應對一般居民進行照護相關內容的衛教。
40—49歲女性	五年以上，未滿十年	雖然介護保險的自費部分僅為一成，仍有許多家庭感到經濟負擔重。對於依靠國民退休金生活的民眾而言，經濟並不寬裕。
40—49歲男性	五年以上，未滿十年	應建立以地方的民生委員為中心的追蹤制度。若沒有一定程度的強制措施，很難開展此後的工作。
40—49歲女性	五年以上，未滿十年	在緊急情況下，缺乏必要的應對服務。緊急短期入住徒有其名，手續繁雜，難以使用。
40—49歲男性	五年以上，未滿十年	照護需求的認定未能給出符合實情的結果，有些有照護需求的人卻無法得到必要的服務。
40—49歲女性	五年以上，未滿十年	經濟窘迫的家庭面臨的現狀更為嚴峻。那些距離接受生活保護金標準還差一點點的家庭，其所承擔的壓力巨大。

年齡、性別	照護經驗	意見
40—49 歲男性	五年以上，未滿十年	能夠提供良好服務的機構幾近缺乏。照顧者只能以「無論如何不能把家人交由他人照護」、「由自己來照護是最合適不過的」等理由說服自己，孤立無援地繼續照護生活。
40—49 歲男性	十五年以上	男性照顧者的家務經驗較少，與他人的交流也較少，獨自承擔一切。
40—49 歲女性	五年以上，未滿十年	不善人際交往的照顧者，有時會因缺乏交流與商量對象而感到走投無路。照護制度複雜，令人難以理解。
40—49 歲男性	十年以上，未滿十五年	由於人手不足，機構關閉，無法提供充足的服務。對照顧者進行援助的體制正在崩塌。
50—59 歲女性	一年以上，未滿五年	若能提升照護人員的待遇，以提高工作熱情，便能與照顧者更輕鬆地交談，照顧者也能更簡單地提出減輕負擔的訴求。
50—59 歲女性	十五年以上	自己也想更多地傾聽照顧者的訴求，但是目前要負責超過三十個家庭，沒有多餘的時間。
50—59 歲女性	十年以上，未滿十五年	照顧者自身也有自尊，很難直言自己的無助。對於援助專員來說，沒有多餘精力能在工作中捕捉蛛絲馬跡、察覺問題，並予以有效應對。
50—59 歲男性	五年以上，未滿十年	照顧者面臨困境時，即使向行政機構求助，後者也無法介入，這點令人深感無奈。最終只好由照護機構出面，帶著善意和責任感勉強應對。
50—59 歲女性	十年以上，未滿十五年	照顧者被自身強烈的責任感和自尊心逼入絕境。有時連相關機構都不知情。
50—59 歲男性	十五年以上	對於拒絕接受照護服務的族群，應採取何種制度或方法（救濟）是個值得思考的課題。
50—59 歲女性	十年以上，未滿十五年	行政機構窗口週休二日且節慶日不開放。而照護援助專員則二十四小時全天候地獨自面對所有問題，沒有可以傾訴的對象。

年齡、性別	照護經驗	意見
50—59 歲女性	五年以上，未滿十年	應對家庭照顧者發放類似「照護援助金」的慰問金。
50—59 歲男性	一年以上，未滿五年	介護保險制度中所規定的照護援助專員權限有限，實際工作中常因交易處理及事前手續等忙得焦頭爛額。
50—59 歲女性	五年以上，未滿十年	作為照護援助專員，在工作中接觸了形形色色的人，有不少人拒絕接受援助，對此感到震驚。
50—59 歲女性	五年以上，未滿十年	由於資訊或相關知識的缺乏，有些家庭會認為「照護這樣的事誰都能完成」，然而實際做起來才意識到困難重重，這樣的例子並不少見。
60—69 歲女性	五年以上，未滿十年	如果把家人交由他人照護，會被認為是不孝順、無情無義、自私自利等，社會上形成了這樣的風潮，這也是將照顧者逼入絕境的原因之一。
60—69 歲女性	五年以上，未滿十年	不少人並不想接受超過限額的服務。雖然那也是照護援助專員的職責所在，但有時候也因此感到努力落空，沮喪不已。
60—69 歲女性	一年以上，未滿五年	以目前的制度而言，無法減輕照顧者身心的負擔以及經濟上的壓力。更多的是制約了照顧者。
60—69 歲女性	十五年以上	很多照顧者表示，只要有人能傾聽自己的抱怨和苦惱，就能很大程度地緩解壓力。對照護家庭進行心理援助是相當有必要的。
60—69 歲女性	一年以上，未滿五年	照護能力的缺失。夫妻關係、親子關係不佳，不願照顧家人，這種情況也不少見。

應當如何預防照顧殺人及共同自殺的發生呢？

為尋找上述問題的答案，我們進行了此次問卷調查，隨後從照顧者援助團體等處，得知一項意味深長的事實。那便是：「**男性在照護過程中更容易陷入絕望狀態。**」

日本福祉大學的湯原悅子副教授對此現象展開研究，並對研究結果進行了整理。

根據第三章所述，湯原副教授以新聞報導的資料庫為基礎，對一九九八年至二〇一五年這十八年間發生的照顧殺人案件進行統計。**在對所有案件加害者的性別進行統計後發現，有約七成的加害者為男性。**

根據厚生勞動省二〇一三年進行的全國調查可知，進行家庭照顧的照顧者中，約七成為女性，而加害者的男女比例卻恰恰相反。性別的過度失衡使得此現象已不容忽視。我們不禁猜測，也許男性在照護過程中更容易陷入絕望狀態。

湯原副教授做出如下推測：「男性在生活中一向以工作為中心，不習慣操持家務及育兒，若突然開始照護生活，對男性而言負擔可能更顯沉重。並且，與女性相比，男性更容易對未來感到悲觀，也更少與身邊的人溝通交流。若辛苦無望的照護生活一再持續，男性比女性可能更容易陷入抑鬱狀態。」

為照護生活所迫的男性

那麼，現實中因照護而陷入絕望狀態的男性究竟抱有怎樣的想法呢？

我們走訪一個為家庭照顧者提供精神援助的團體，在那裡能夠與實際為照護所迫的男性進行直接交流。

二〇一五年七月三十日，我們正在位於神戶市JR三之宮站前的咖啡店等人，不一會兒，只見渡邊良夫（82歲，化名）拄著枴杖步入店內，他正是我們當天要採訪的對象。良夫身穿裁剪精良的藏青色外套，戴著一頂白色帽子，一派紳士模樣。

良夫入座後，從包裡的資料夾取出一張A4大小的紙。為接受我們的採訪，良夫提前在電腦中將自己的照護經驗整理成年表，並列印出來。

一般很少有人會為了採訪做如此細緻的準備。此時的良夫給我們一種循規蹈矩、一絲不苟的感覺。

「我從以前就喜歡什麼事都記下來。開始照護生活後，我也每天寫著日記。」

「您做事真的非常一絲不苟啊。」

「不不，也許正是因為這樣，照護才會失敗。我以為照護就和工作一樣，只要認真努力就能圓滿完成，事實證明，那是我的誤解啊。」

良夫靦腆地說著。隨後他喝了一口服務員端來的冰咖啡，開始敘述起自己的照護經驗。

事情要追溯到約八年前，二〇〇七年，良夫的妻子美智子（化名）被確診患有阿茲海默症。患病後的美智子，變得連上廁所也無法獨力完成。當時七十四歲的良夫便開始獨自照護妻子的生活。

照護開始後不久，一天，美智子因沒能及時如廁，身上被大便弄髒了，良夫正準備給美智子洗澡，她卻手腳亂動非常不配合。良夫見狀，手猛然一揮，朝美智子的臉上重重打下，然後帶著她去了浴室。

「以那件事為開端，當我在照護過程中遇到不順，我就會對美智子施以暴力。在美智子患病之前，我從未對她動過手，當時的自己可能已經失去理智。」

患病後的美智子，有時會在家中徘徊，有時會咆哮著說些意義不明的話。看到妻子這樣，良夫變得愈發煩躁焦慮起來。面對妻子的異常舉止，當良夫感到自己的怒氣即將爆發，便會跑進沒人的房間裡，「啊——」地大聲喊叫，直到自己情緒穩定為止。

「家裡只有美智子一個病人，但實際上我和她兩個人都會在家中大叫。那時簡直如同生活在地獄裡一般。」

良夫退休前曾在建築公司工作了約四十年。作為現場監督的良夫，曾管理著幾十名下屬。良夫在工作中一絲不苟、力求完美，為保障職工安全，始終恪守流程完成工作，這是良夫所堅守的信念。

「剛開始照護美智子的時候，我很有自信，認為只要像工作一樣一絲不苟就能做好照護。那時我制定了詳細的每日計畫和排程，按照自己的計畫進行照護。每天如此。」

然而，照護生活卻並不如想像中那樣順利。有時候，美智子明明好好地穿著尿布，一早起來卻發現穢物漏出來弄髒了床墊。深夜，疲勞的良夫剛要入睡，卻因美智子發出的怪聲而無法安眠。

照護過程中，各種令人措手不及的事不斷發生，良夫不由感到，僅僅依靠計畫和排程，終歸是無法應對一切的。漸漸地，良夫對美智子愈來愈失去耐心，甚至暴力以對。

「那時的自己腦子裡時常一片空白。沒有什麼事能讓我感到快樂，也無法思考。自己只是木然地照護著美智子，就這樣度過每一天。周而復始的每一天。」

雖然良夫從未向任何人傾訴自己的痛苦和煩惱，但良夫身上的改變並沒逃過照護援助專員的眼睛。

「這樣下去，你會撐不住的。」

援助專員這般說服良夫。由於良夫經濟狀況良好，沒多久就找到合適的照護機構。美智子遂於二〇一一年入住照護機構。

良夫帶來一本A4大小的筆記本，其中記載著他當時的照護日記，但良夫猶豫著不願打開。他表示，自己很害怕再回憶起當時的艱辛。

即便如此，在採訪接近尾聲的時候，良夫說著「就看一點點吧」，便將日記本遞給我們。我們快速翻閱了日記本。

「美智子不願按我說的做，我很煩躁。使勁打了她。」

「一月三日，我用力按住她。新年伊始，我就做了不該做的事情。」

橫向書寫的日記，每天只有寥寥四、五行，但卻寫得工工整整、字跡娟秀。然而，日記中卻不時可見書寫潦草、胡亂塗抹的字跡，彷彿另一個人所寫的一般。

經照護援助專員介紹，良夫參加了一個為男性照顧者提供援助的團體所組織的聚會，也因而讓自己已接近崩潰的心靈得到拯救。

「我一輩子以工作為中心，對於照護這件事也過於自信，最終將自己逼入絕境。我至今仍對美智子抱有深深的歉意。今後我也想藉男性照顧者聚會的平臺，與更多人分享自己的經驗與教訓。」

現在全國各地都組織了針對男性照顧者的聚會，參與者可以互相傾訴各自的煩惱、交流生活瑣事等。位於大阪府東部、人口約十二萬的大東市，也有一個名為「陽光沙龍」的民間聚會。大東市立終身學習中心，位於JR學研都市線[20]（片城線）的住道站前，在此中心的一處房間內，每月會舉辦一次「陽光沙龍」的聚會。

從下午一點開始，在兩個小時左右的時間裡，約十名照顧者相聚於此，邊吃著點心，邊分享各自日常的瑣事和煩惱。新年聚會等重要節慶場合，他們還會在白天喝酒、唱卡拉OK慶祝。

二〇一五年九月十四日這天，大約十名男性照顧者又相聚於此，吃著點心喝著茶，一邊聊天。

20 連接大阪市及京都府南部的一條鐵路。

參與者之一的鷲尾良孝（68歲）也深受照護困擾，為尋求幫助而來到這個聚會。二〇〇三年的時候，妻子悅子（64歲）因腦溢血而一病不起，此後良孝便開始了在家照護妻子的生活。

「自己此前從未有過做家務、照顧病人的經驗，一下子要擔負起家庭照顧的重任，感到壓力巨大，最終陷入絕望狀態。」

悅子病倒後，便一直臥床不起。此前一年半左右的時間都在住院，但她本人想回家的意願非常強烈，於是良孝便帶著她出院回家。

當時五十七歲的良孝，此前在餐具銷售公司工作了約三十年時間，但為照顧悅子，還沒到退休年齡的他不得不離職，來到一所負責清洗超市購物籃的公司，做起兼職工作，以此確保自己有充足的時間能照護妻子。

在悅子使用日間照顧及上門照護服務的時候，良孝便外出工作，下班回家後則繼續照護悅子，每日如此往復。然而，對於不善家事的良孝而言，準備餐食、清洗被穢物弄髒的衣物和床單等家事，做起來並不輕鬆。他每天都忙忙碌碌、精神焦慮。

深夜，良孝還要一次次地陪同悅子上廁所，睡眠不足的問題也逐漸加重。有時良孝實在撐不住了，只好在公司打起盹，勉強維持體力。

「我的工作只有每週日休息，然而每週唯一休息的這一天，還要操持家務、照護妻子。自己的生活被工作和照護完全占據，絲毫沒有自由時間。因為這樣疲勞無休的生活，我已筋疲力盡，那段時間自己對悅子也失去了耐心。我甚至覺得『悅子就算死了也沒關係』。」

二〇一〇年六月，經照護援助專員勸說，良孝第一次參加「陽光沙龍」的聚會。他發現，參與聚會的男性都深受照護及家務的困擾。

「在聚會上與大家分享自己的困擾和痛苦後，有一種撥雲見日的感覺，心情一下子舒暢了。原來並不是只有自己一個人，大家都在經歷著相似的痛苦。」

良孝從事過餐具銷售工作，與人打交道對他而言並非難事。但即便如此，在此前深受照護困擾時，良孝也從未向親友傾訴過隻言片語。

「對於男性而言，要向他人提及自己的弱點、傾訴煩惱，並不是一件容易的事啊。『陽光沙龍』的參與者都是這樣。但是，家庭照顧有時候實在是一件非常辛苦的事。獨自一人承擔一切，會堅持不下去的。從照護生活中稍稍逃離一會兒，和同伴一起聊聊天、發發牢騷，真的非常有必要。」

這般向我們述說著自身經歷和想法的良孝，目前正以「陽光沙龍」代表的身分籌辦聚會，旨在為更多男性照顧者提供支援。

作為男性照顧者聚會的先驅，一九九四年於東京都成立的「荒川區男性照顧者聚會」（俗稱「老爺子聚會」）便是一例。平日裡過著照護生活的會員們每月相聚一次，傾訴各自的煩惱、互相勉勵。

此外，愈來愈多為照護家庭提供援助的組織及行政機構開始舉辦僅針對男性照顧者的交流會。位於大阪市住吉區的社會福利協會也於二〇一一年一月開始，每月舉辦一次名為「溫暖沙龍」的聚會，每次都有十五人左右參與。

兵庫縣三田市的社會福利協會，也曾於二〇一一年舉辦了六次「男性照顧者交流沙龍」，參與者共同學習烹飪技巧等，透過精心設計的一系列活動增進彼此間的交流。此後，這個活動因參與者的努力得以延續，現以「悠哉夥計」為名，每月舉辦針對男性照顧者的聚會。

據照顧者援助組織的工作人員介紹，也許是由於女性大多給人擅長照護及家務的印象，因此有女性參加的聚會，大多男性照顧者都不願參與。但如果是僅針對男性的聚會，男性照顧者們會感覺，一定有很多與自己一樣的新手參加，而更容易產生共同語言。也許是出於這樣的原因，僅針對男性照顧者提供援助的聚會現正日益增多。

無論性別，照顧者都會因照護的艱辛而飽受困擾，有時也會因此身心俱疲。但是，根據對照顧殺人案件中加害者的統計，「男性為數較多」的這個事實也為悲劇的預防提供重要的參考。

對於那些獨自進行著家庭照顧的人們，獨自承擔著所有痛苦的人們，如何打開他們的心扉，讓他們體會到照護的價值，感受到陪伴家人的幸福？這並不僅僅是照護援助專員及醫師等專業人士的任務，更需要各地的援助者及有相關經驗的人士一道努力，盡己所能地為在家庭照顧中苦苦堅持著的人們，提供一切幫助。

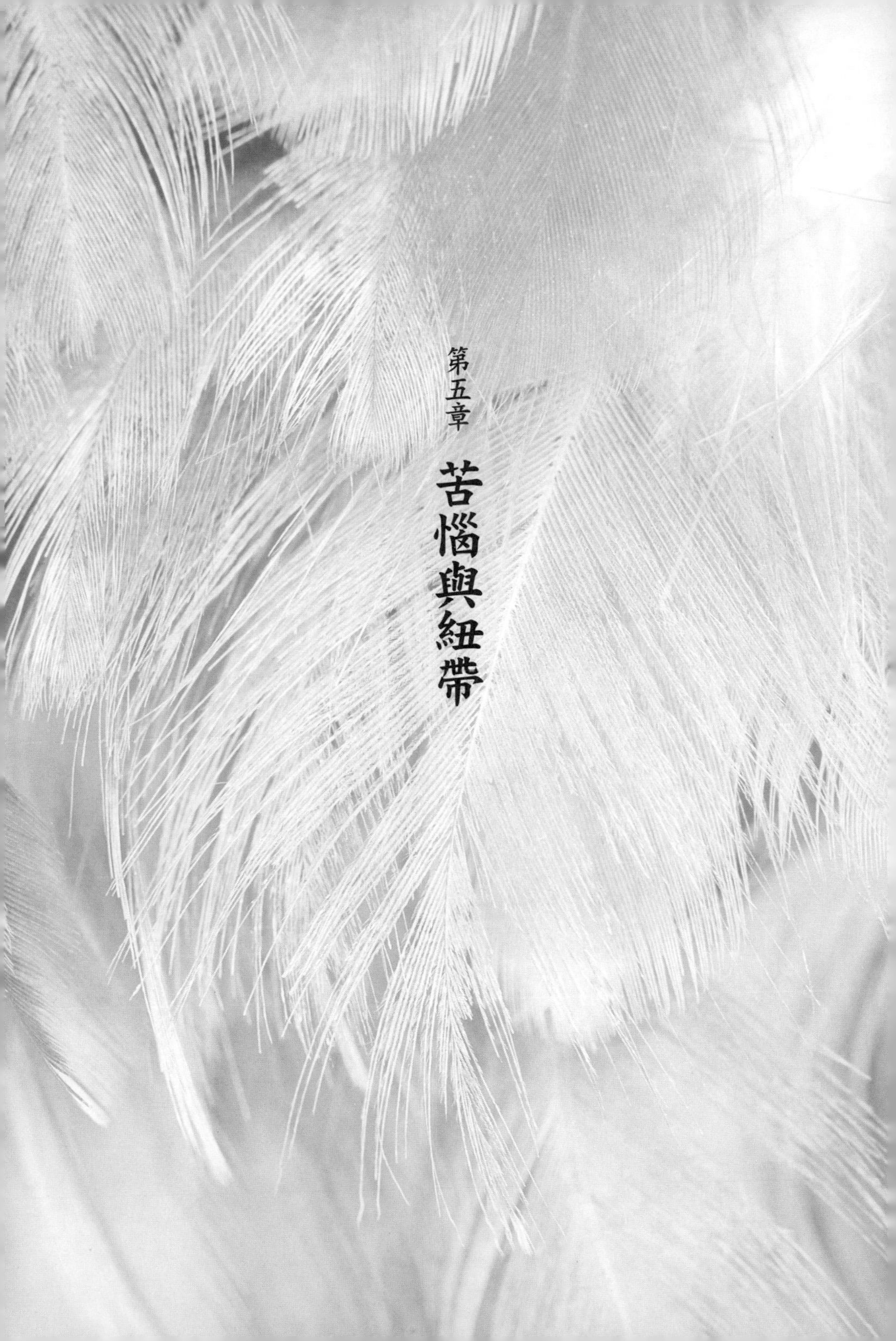

第五章 苦惱與紐帶

透過一系列的採訪，我們接觸到許多正在進行家庭照顧的人。他們都有著各自的煩惱，每一天的生活中，身心都面臨著巨大的挑戰，而也正是這忙碌又細緻的照護生活，使得家人之間的紐帶更加牢固。

「家人不在身邊，真的很寂寞」

原本放在桌上的直徑約二十公分的陶製菸灰缸，冷不防地朝自己飛來。來不及躲閃，菸灰缸重重砸在自己的前臂上。沒多久，大片瘀青浮現。

二〇一五年八月三十一日，居住在大阪市住吉區的河村健（77歲）因劇烈的疼痛而神情痛苦，然而不一會兒，他又對妻子陽子（75歲，化名）露出溫柔的目光，彷彿什麼事都沒有發生過。

大約一個月前，某天，正在客廳看電視的健突然感到額頭一陣鈍痛。他感覺到血滴答落下。健回頭一看，只見陽子正手持皮帶站在自己身後。原來就在剛才，陽子揮鞭從後方甩起皮帶，朝健的頭部打去，前端的皮帶扣正中健的額頭。健隨即用毛巾擦去血漬，對陽子露出了微笑。

患有失智症的陽子從約一年前開始，在家中對健施以暴力。有時候陽子會毫無緣由地大聲怒吼，拿起眼前的物品便向健扔去，有時還會張口咬健。

然而不一會兒，陽子又彷彿什麼事都沒發生過一般，怒意消散，一副悵然若失的樣子。

「你的傷是怎麼回事？」

事後，陽子什麼都不記得。

此前，陽子也曾用這個菸灰缸砸過健，當時健的傷勢較重，肋骨出現裂縫。在被皮帶打傷的時候，健也去了醫院，醫師為他縫合了額頭的傷口。

即便如此，健不曾試圖制服發作時的陽子，也不躲避她的暴力舉動。

「陽子只是生病了，她並沒有壞心。就讓她鬧吧，直到她平靜為止。」

我們與健的初次見面是在二〇一五年八月二十六日，正是住吉區男性照顧者聚會舉辦的日子。健的右手臂被菸灰缸砸傷是五天前的事。

在兩小時左右的聚會中，八位現在或過去是照顧者的參與者按順序發言，彙報各自的近況。

一位照護著失智症妻子的八十多歲男性說道：「妻子的健忘非常嚴重。由於內心痛苦，我已經瘦了兩公斤。再這樣下去，我和妻子可能都無法堅持下去了。」

一位照護高齡父親近十年的中年男性也訴說了自己的煩惱：「剛開始照護的時候，我就被公司裁員。自那以來，因為要照護父親，便再沒能找到工作。現在因購買尿布的費用、醫院的治療費等各項支出，經濟壓力很大。」

「現在妻子離家外出四處遊蕩的情況變得頻繁起來。」健隨後也小聲講述起自己的現狀。但見他身形瘦弱，臉上溝壑縱橫，無不訴說著照護的艱辛。

聚會結束後，我們向健打了招呼。

「我們正對家庭照顧者的現狀及心聲進行採訪，能與您做進一步的交流嗎？」

「這樣啊。那我非常願意聊一聊。我也想好好地傾訴一下自己的照護經驗。」

九月二日早晨，為拜訪住在住吉區的健，我們乘坐大阪市營地鐵御堂筋線，到達我孫子站。我孫子站周邊是住吉區的核心地帶，商業設施及商業街林立。附近的大聖觀音寺被稱為我孫子觀音，以消災避禍而聞名；年初及立春時，眾多參拜客紛至沓來。

我們從我孫子站出發，步行五分鐘左右，便來到一處住宅區，這裡一棟老舊的三層樓獨棟住家便是我們的目的地。只見一樓裝有電捲門和自動門，似乎曾經做過店鋪之用。寫有「洗衣店」和「串燒酒館」的一藍一黃兩塊招牌，依舊懸掛在門前。

自動門內側放著數十件已清洗完的衣物，掛在衣架上成排吊置著，似乎在等待客人前來取走。

陽子此時正接受日間照顧服務，不在家。健招呼我們到二樓的客廳。他首先向我們展示自己手臂上的大片瘀青，說明被菸灰缸砸的經過。

「因為完完全全無條件地承受妻子的暴力言行，現在我身上瘀青遍布。我也已經有些憂鬱了。『隨便怎麼樣我都無所謂了』，有時候甚至會有這樣的想法。」

健在高中時代曾是接力長跑選手，高中畢業後，他來到位於堺市的一間金屬加工公司工作。一九六二年（昭和三十七年），正值日本經濟蓬勃發展的時期，這一年，健與在職場相識的陽子結婚了。

婚後三年，長子出生，陽子遂辭去工作，在自家開起了洗衣店。因周圍鄰里的光顧，洗衣店的生意極好，陽子一邊顧店一邊育兒、料理家務。

健兢兢業業地在公司做到退休，在後來的二度就業崗位上也認真工作，直到因照護而離職回家。據健說，長子早已獨立生活，有了自己的家庭。

二〇一〇年時，陽子的行為出現異樣。

在洗衣店裡，她有時會算錯金額，有時連熟客的名字都叫不出來。到醫院就診後，陽子被確診為失智症。自那以後，健便關了店鋪，開始照護生活。

陽子的症狀惡化迅速。

陽子發作的時候，會暴怒，還會用不堪入耳的言語對健進行辱罵。

「白痴！」

「去死吧！」

陽子每天都會外出到附近漫無目的地遊蕩。二〇一四年盛夏，陽子沒攜帶任何隨身物品便離開家，後來在離家約七公里的大阪市平野區被路人發現。當時她倒地不起，因脫水症狀被送往醫院救治。

「我那時想著，不能再這樣下去了。於是我安裝了玄關報警裝置，只要門被打開便會發出聲響。門鎖也增加到三道。」

而最讓健感到頭疼的，便是陽子的暴力行為。他也感到有些危險，於是把廚房菜刀等尖銳物品全都藏到手不可及的地方。房間裡也盡量不放東西，但若是一時大意沒有及時收拾，菸灰缸、餐具放置在外，陽子就會拿起來扔向健。

對於陽子的暴力行為，雖然健下定決心用笑容接受，絕不與妻子動手，但他也明白，自己的身心都已受到了傷害。悲傷之餘，心情低落，腦海中也不斷閃現各種各樣的念頭。

「為排遣愁緒，我一天要抽大約六十支菸。後來照護援助專員對我說：『你這樣下去會搞壞身體的，別抽這麼多了。』我便減少抽菸的量，但還是感到自己漸漸到了極限，力不從心了。」

經照護援助專員勸說，健開始參加男性照顧者聚會。他也想向他人傾訴自己的心聲。如果和有同樣境遇的人交流的話，想必心情也能輕鬆不少吧。

十一月二日，距初次採訪約兩個月後，我們再次去健的家拜訪他。這次見面，我們感到健的表情比過去沉穩。有時候他還會露出笑容，看起來好像稍稍振作了一些。

「調整藥物劑量後，陽子的暴力症狀稍許減輕。但她還是經常外出遊蕩。為了能確定她的行蹤，我與保全公司簽了協議，給妻子配備GPS（全球定位系統）終端機。」

GPS透過人工衛星對地面位置進行精確定位，誤差僅為幾公尺。對於因失智症而到處遊蕩的族群或是兒童，為確保其安全，保全公司等使用上述系統，推出了定位服務。

公司有償借出專用終端機，並為客戶提供終端機的位置資訊。同時還推出一項需額外收費的服務，即工作人員可根據位置資訊，趕往當事人所在的位置。

陽子佩戴終端機後，公司會將其位置資訊提供給日間照護機構和陽子的兒子，在陽子外出行蹤不明的時候，機構的工作人員便能夠及時將其尋回。

向我們講述近況後，健向廚房走去，手法熟練地準備起晚餐來。

「最近天氣冷了，我時常會煮火鍋，想要讓陽子多吃點蔬菜啊。」

健說著露出了靦腆的笑容，看起來心情不錯，我們見狀安心不少。照護生活縱然辛苦，幸福的時刻也未曾減少啊。

但是，這樣的安心感轉瞬即逝。年末開始，我們便無法與健取得聯繫了。二〇一六年隨即到來，仍然未見轉機，我們嘗試在各個時間點給健打電話，卻始終無人應答。直到二月下旬，我們才終於又一次聽到了健的聲音。

三月十日，我們拜訪了健的家，當時健正坐在起居室的護理床上。此前夫婦倆一起吃飯的桌子已被搬走，六張榻榻米左右的起居室幾乎被護理床完全占據。

這次見面，健看上去非常虛弱，行動起來也很吃力。

「去年十一月底，妻子差點從樓梯上跌落，我想要去幫她，沒想到自己卻滑落下去。隨後因脊椎疼痛而臥床不起，在醫院住了差不多兩個月。」

健住院的同時，陽子入住了照護機構。健於一月末出院，但仍舊腰腿不便，走路也顫顫巍巍。現在他正接受上門照護服務，每週還要去做三次復健治療。

此後陽子會一直住在照護機構嗎？健每月依靠十多萬日圓的退休金生活，這樣雙方分開生活，經濟並不寬裕。並且，雖說陽子患病後對健暴力相向，但陽子不在的時候，孤獨感便一下子向健湧來。

「我們一起相伴走過了五十年，我想一直照顧陽子直到最後一刻。但是，我現在也被認定為需要照護了。我想盡快恢復健康，帶陽子回家。」

三週後的三月二十九日。正值櫻花盛開時節，到處可見淡淡的粉色，將街道裝扮一新。我們在中午時分拜訪了健的家，健提出：「我們一起到附近的咖啡店吃午飯吧。」

健表示他無法在站立的情況下穿鞋。於是他坐到沙發上，花了五分鐘左右才穿好運動鞋。走出玄關後，健邁著幼童般笨拙的步伐，朝著前方兩百公尺的咖啡店走去。這是健出院後首次步行外出。

「您最近好嗎？」

「好久不見。」

到達咖啡店後，健熟練地坐到吧檯前，愉快地與久未見面的老闆打招呼。過去，陽子從日間照護機構回家後，夫婦倆會一起外出散步，途中便來到這裡，邊喝著咖啡邊與老闆談笑。

健為自己能步行至此感到高興。他一邊細細地品嘗著咖哩飯，一邊描述自己對未來的期望：

「陽子回到家後，我還想和她一起散步，然後再到這兒來。」

「您的身體狀況，如果還要照護夫人，會加倍辛苦吧？」

「我現在是一半期待，一半不安。但我還是想為了妻子好好努力。」

然而，以健的身體狀況，要照護陽子還是不切實際的。在照護援助專員的一再勸說之下，健還是決定目前先將陽子託付給機構照護。

「我最近幾乎都沒怎麼去機構探望陽子了。去了，我一走陽子就會開始念叨著『想要回家』。我不想給工作人員添麻煩。而且探望陽子回家以後，我自己也會感到非常寂寞。」

二〇一六年八月九日，我們與健取得聯繫，電話那一頭傳來的健的聲音顯得有些虛弱。

他告訴我們，陽子入住的照護機構每月收費為十萬日圓左右。目前已開始使用存款支付了，但過不了多久，存款也要見底了。

「費用更便宜的機構似乎都沒有空床位，如果存款也用完，就只能讓陽子回家了。而且，陽子不在身邊我真的很寂寞，甚至沒有了活著的感覺。我現在還在復健治療中，我想要好好努力一下，為了能夠再次與陽子一起共同生活。」

最後，健這般說著，彷彿是在鼓勵自己。

在照顧患有失智症的陽子過程中，健承受著暴力的言行，對身心都造成嚴重的傷害，即便如此，他還是堅強地繼續著照護生活。諷刺的是，健受了嚴重的傷後，才因此從照護的苦惱中解脫出來。

然而，現在的健卻因為陽子不在身邊而感到寂寞痛苦。

今後，無論陽子是回家居住，還是繼續在機構居住，健或許都將面臨不小的困難。即便如此，思及健與陽子之間堅實的情感紐帶，我們能夠真實地感受到，在家庭照顧的過程中，家人間的彼此陪伴正使「自身存在的意義」不斷深化。

「年輕照顧者」的苦惱與奮鬥

二〇一五年十月十四日，位於京都市的男性照顧者援助會「TOMO（友）[21]」的聚會在京都市中京區的咖啡店舉行。

為使照護中的男性能有輕鬆交流聚會的場所，京都市的照顧者們於二〇一〇年創立了「TOMO」。會員每月會在咖啡店等聚會一到兩次。

這一天，約十人參與聚會，大家圍坐在桌邊，邊喝咖啡邊談笑著。此時，在多數中老年參與者中，我們看到了一名看上去二十多歲的年輕人。那位年輕男性在聚會開始三十分鐘左右便中途離開了。

會後，我們詢問了一名參與者：「中途離開的那個年輕人，是研究照護問題的大學生還是研究人員？」

「不不，他也是照顧者。他正在照護外祖父。」

「那他也太年輕了啊。」

「他們似乎被稱為『年輕照顧者』。看來照護已經與年齡關係不大了。年輕人也有自己的辛苦和煩惱啊。」

在以中老年照顧者為中心，彼此發發牢騷、交流傾訴的聚會中，特地前來參加的年輕人，究竟有著怎樣的經歷呢？我們想聽一聽他的心聲。同時，我們對「年輕照顧者」這一稱呼也頗有興趣。

五個月後，二〇一六年三月六日，我們採訪了朝田健太（30歲），他是京都市上京區的一名公司職員。

健太言談謙遜禮貌、用詞得體，看上去是一名很普通的年輕人。他充滿朝氣、外表清爽，完全無法想像他正因照護而飽受困擾。

然而，他所描述的親身經歷令人悲痛。

21 「Tomo」是日語中「友」字的羅馬拼音，意為「朋友」。

事情要從二〇〇七年五月七日的深夜講起。

「喂！誰來救救我啊！」

一開始健太以為是自己在做夢，但是，熟悉的聲音卻不斷傳來。於是他起身來到走廊。聲音似乎是從樓下外祖父的房裡傳來的。

走下樓梯，健太戰戰兢兢地打開外祖父的房門，只見七十八歲的外祖父淳一（化名）正拿著棍子呆站著一動不動。

「有熊啊。看，就在那裡。你看不到嗎？」

看著淳一在自己熟悉的房間內害怕熊，整個人情緒激動，健太甚至懷疑起自己的眼睛來。

「……熊已經逃走了……」

健太下意識地脫口而出，撫慰著淳一的情緒。

隨後，淳一被確診為失智症，但當時還未出現棘手的症狀。

當時大學四年級的健太，與淳一、母親和兩個妹妹共同生活。母親身體羸弱，兩個妹妹也正面臨考試壓力。此後，當外祖父在半夜起床，也都是由健太照顧。

健太十歲時，父親便因交通事故去世了，此後，健太與母親、妹妹便一直和淳一共同生活。因此健太理所當然地認為，自己有義務照顧代替父親養育自己的淳一。

但是，健太很快就意識到，自己的想法太過天真了。

健太從小就夢想成為學者，在淳一病發後的第二年，他進入研究所學習，研究日本史。新的學生生活開始後，健太的心中充滿期待。然而，正在那時候，淳一的症狀卻一下子加重了。淳一每晚都會起床，有時來到二樓健太的房間，有時又作勢要出門。深夜還會頻繁上廁所，每次都需要健太陪同。

某天晚上的真實情況如下：

「我現在去公司了。」

淳一說著，便準備要出門。

「今天已經晚了，明天再去吧。」

健太安慰道，淳一便回到自己的房間。

健太心裡想著，淳一應該不會就此乖乖睡覺。不出所料，不一會兒，淳一便來到了健太的房間，說道：「雖然不知您尊姓大名，但非常感謝您能讓我住在這兒。」

之後，淳一便回房睡覺，但隨後他又再次醒來。他來到健太的房間，這次不由分說怒吼起來：

「你這傢伙是誰啊！未經我的允許，到我家裡來做什麼？」

淳一一到晚上就彷彿被什麼神祕的事物附身一般，不斷做出各種怪異舉動，一直持續到早晨。健太不知經歷了多少個這樣的夜晚。

「他不知道我是誰，有時會以親戚的名字稱呼我。我只能順著他的話說，安撫他的情緒，除此之外別無他法。」

淳一外出遊蕩的情況也變得頻繁起來。有時外出一會兒，他就會若無其事地回到家中。有天，淳一表示：「我要去一下京都站。」從淳一家步行至JR京都站，單程也需要一小時。為能及時知曉淳一外出的舉動，健太在玄關上安裝了一個大鈴鐺。門被打開時，鈴鐺便會叮鈴作響，將睡夢中的健太吵醒，他會立刻下樓，趕到玄關查看情況。

「那時候，外祖父即使安靜地睡著，我也無法入睡。腦海中一直迴響著鈴鐺的聲音和外祖父起床時發出的聲響。」

這般疲勞的照護生活，對健太的研究生活也造成了影響。由於睡眠不足以及疲勞，健太的研究毫無進展。每天他都會在沒人的研究室內打瞌睡，同時，因為自己的研究進度落後於人，他變得愈發焦躁不安起來。

有時候他也會向研究所同學和朋友抱怨照護的疲勞，得到的答覆大同小異。

「你真不容易啊。」

「為什麼一定要你來照顧外祖父呢？」

有時候友人也會邀請健太去喝酒，但他總是提不起興致來，便婉言拒絕了。

「因為我的研究進展緩慢，研究夥伴為照顧我，將發表的順序做了調整。但如果我一再趕不上進度，大家對我的態度就會開始改變。『學業與私事要分開啊。』有時會有這樣的議論。」

參加高中同學聚會時，有的朋友會向大家彙報近況，說著「在公司被上司罵了呢」這樣的話，聞言，健太不由感到擁有這樣單純的煩惱，是多麼幸福啊。而朋友們總是對他說：「照護生活很辛苦吧。加油啊。」對於諸如此類鼓勵的話語，他除了強顏歡笑以外，無言以對。沒有人能夠設身處地地聽他傾訴，給出中肯的建議。

之後，健太打算休學，教授甚至懷疑他得了憂鬱症。雖然能夠延畢，但此時他對於研究的熱情已蕩然無存。

「這樣下去，會毀了自己。」

二〇一一年，健太放棄成為學者的夢想，離開了研究所。

像健太這樣，年紀輕輕便開始承擔照護任務的孩子或年輕人，被稱為「年輕照顧者」或「Young Carer」。

不過，日本這個群體的現狀尚不明朗。根據總務省二〇一二年的調查顯示，不到三十歲的照顧者數量約為十八萬人。照顧者援助團體「日本照顧者聯盟」（東京都新宿區）於二〇一五年在新潟縣南魚沼市的公立中小學及綜合援助學校中，針對教職員展開調查，結果顯示，有25％的教職員「**發現兒童或學生中，存在年輕照顧者**」。

有照護需求的老年人正在與日俱增，因此有相當數量的年輕人在家中分擔起照護、家務等勞動。

對於年輕照顧者而言最大的苦惱是，自己得不到同齡人及學校的理解，並且照護工作還會對學校生活、就職就業造成影響。

據稱，年輕照顧者因疲於照護而無法專注學業，會導致成績下降。有時候人際交往也會變得困難，於是漸漸失去了朋友。他們承受著同齡人冰冷的視線，既心痛又無助，逐漸陷入孤獨，甚至失去未來的夢想和目標。

英國從二十多年前開始，就將未滿十八歲的照顧者定義為年輕照顧者，並由民間組織等為他們提供援助。不僅是照護，在貧困家庭中，必須分擔家務的兒童也是援助對象之一，預計總人數達到了七十萬人以上。

為了對這一群體提供支持及援助，社會各方做出各種努力，如召開集會，宣導讓兒童遠離照護工作，以及動員校方，對有困難的學生多加關照，讓其能夠兼顧家事及學業等。

「年輕人因照護而做出犧牲，究竟是不是自己的責任？」

二〇一六年三月五日，在我們對健太進行採訪的前一天，他正在岡山大學（岡山市）的教室中，手持著麥克風進行演講。

在由校方主辦的照護座談會「當你成為『照顧者』——你能夠兼顧照護與學業、工作嗎？」中，健太受邀擔任講師。出席的學生約二十人，健太向他們講述自己的親身經歷，作為年輕照顧者的煩惱，以及渴望得到理解的心情。他告訴我們，此次演講或許能為第二天的採訪提供參考，於是我們也出席了座談會，與學生們一起傾聽他的故事。

健太離開研究所後在超市工作，但他想從事與照護相關的工作，於是來到現在的公司。同時，為了讓更多人瞭解因照護而煩惱的年輕族群的存在，他開始四處演講。

健太目前仍繼續照護著淳一，他現在的目標是成為一名社工，獲得國家資格，為身心障礙者提供專業援助。

健太這般說道：

「作為年輕照顧者，最痛苦的事，莫過於因照護而破壞與朋友及同學間的關係。但是，也有好的一面。在經歷了照護生活後，會比以前更認真地面對人生，努力過好每一天。」

失智症這個疾病會改變患者家屬的生活及人生。就連健太這樣極其普通的年輕人，竟也從某一天起，突然受到這疾病的波及，原本平靜的生活掀起巨變。

據厚生勞動省的資料顯示，二〇一二年日本的失智症患者人數為四百六十二萬人（推算）。至二〇二五年，這個數字預計會達到七百萬，屆時將有五分之一的老年人身患此疾病。照護已與年齡無關，但是社會卻尚未認清這個沉重的現實。

與家人分離的「多重照護」

二〇一五年十一月，貫穿大阪市中心的御堂筋，兩側人行道的銀杏樹剛開始變得金光閃耀。當時，我們正對重度殘障者的照護進行取材，大阪某機構的女性職員向我們講述了一件情況嚴峻的事例。

「在使用本機構的家庭中，有一位母親曾在家照護患有重度障礙的女兒，而如今那位母親也患上失智症。現在，父親身上的擔子很重，需要同時照護妻子和女兒。」

「多重照護」，指的是由一人對多名家人進行照護。

日本照顧者聯盟於二〇一〇年對北海道、東京、京都等國內五個地區的照顧者進行問卷調查，結果顯示，**多重照顧者在總體照顧者人群中，占比約25%。**

隨著醫療水準的進步，個體壽命得以延長，即使在進入需要照護的狀態後，個體的存活期也比以前更長了。同時，受到核心家庭化及少子化的影響，能共同分擔照護任務的人愈來愈少，多重照護的情況也因此日益增多。

但是，僅僅照護一名家人就已經相當辛苦，同時照護多名家人又該是何等艱辛呢？想必那樣的生活已是我們所不可想像。

正值年關將近，一個寒意漸濃的冬日，二〇一五年十二月二日下午兩點。松下靖（75歲，化名）來到約定好的採訪地點——位於大阪市福島區的一家家庭餐廳。出現在我們眼前的他身形小巧，身著一件夾克。

靖的家距離此家庭餐廳約一點五公里，位於福島區的一處小巷內，那片住宅區緊密排布著眾多住家，其中一棟老舊的兩層樓住宅便是靖的家。平時靖在家中需要照顧患有先天性腦性麻痺而臥床不起的長女雅美（40歲，化名），以及患有思覺失調症及失智症的妻子慶子（69歲，化名）。

「同時照護兩個人真的很辛苦啊。我也年紀大了，體力跟不上了。」

在家庭餐廳的一派熱鬧喧囂中，靖講述著自己的心聲，如同被推入孤獨與絕望的深淵一般悲哀無助。

過去，慶子獨自照顧著雅美，並承擔了所有的家務。然而，十二、三年前開始，慶子突然開始說起了怪話。

「有人正看著這裡。」

「有人要害我。」

當靖與慶子一起走在街上，慶子便會露出害怕的表情這般說著。後來她被確診為思覺失調症。

這種精神疾病的發病率為1%。症狀主要為妄想、幻覺、情緒低落等，透過藥物等治療手段，患者的病情能夠得到控制。

最初，慶子的症狀並不是非常嚴重。定期前往醫院接受藥物治療後，慶子便又能開始照護雅美，對日常生活也未有大影響。

然而，從五、六年前開始，慶子的幻聽及幻覺開始加重。有時，她會幻聽到靖對自己說：「我要殺了你。」於是她便拿出菜刀擺在眼前。有時慶子甚至會用刀尖對準雅美。這種時候，靖只能花上好些功夫勸慰妻子，平復她的情緒。

又過了兩三年，慶子的健忘變得愈發嚴重。對話時，她連一兩分鐘前所說的內容都記不起來。這一次，慶子被診斷為失智症。

此前的幾十年中，慶子每天都會為雅美換尿布，然而患病後的慶子，有時候卻連換尿布也做不到。她心裡知道必須要給女兒換尿布，但想不起來該怎麼做，只能呆呆地看著。

慶子已無法控制大小便，於是靖讓她穿上了尿布。即便如此，有時沒能及時換尿布，還是會弄髒衣物、房間。

「大小便漏出就麻煩了。我要用報紙擦拭榻榻米，花上半天時間才能打掃乾淨。而且，慶子半夜還要去好幾次廁所。有時候五分鐘一次，要去上七、八次。我根本沒法安睡，徹底睡眠不足了。」

有時，慶子會對著靖怒吼「滾出去！」，有時又會說「回家吧」之類意義不明的話語。

慶子外出遊蕩的情況也變得愈發頻繁。在靖為雅美準備餐食或是換尿布的時候，慶子會一言不發地外出不歸。慶子還會在半夜離家外出，在街上閒逛直到拂曉，有次甚至低溫症發作，最後被人救助。

此後，為使用介護保險，慶子接受了照護程度認定，她被認定為「照護二級」。照護程度由輕到重，共分為五個等級，慶子所需的照護程度為第二級，情況較輕。隨後慶子接受每週一次的上門照護服務及每月兩次的醫師上門診療服務。考慮到慶子本人的意願，並未使用日托照顧服務。

慶子的病對雅美的生活也造成了影響。

「啪、啪。」

房裡傳來清脆的響聲。靖趕到一看，發現慶子正和往常一樣，在打雅美耳光。

雖然雅美幾乎無法行動也無法言語，但她此時露出驚訝的樣子，眼睛瞪得圓圓的。靖見狀立即抓住慶子的手，制止她。

慶子自患上失智症以來，便開始對雅美動起了手。打耳光、掐臉都已成為家常便飯。有時候慶子還會做出一些危險舉動，把雅美的頭悶在被子裡，拔出用來攝取營養的鼻胃管等。

雅美無法自主飲食，只能經由鼻胃管攝取營養、水分、藥物。這根管子可以說是雅美的生命線。拔出後靖沒法再自己插回去，這時只好帶著雅美去醫院。

「慶子狀況好的時候，會像往常一樣叫著『小雅美』，對女兒疼愛有加。但是狀況不好的時候，便會使勁打她。有時候她會忘記自己是雅美的母親，最近她甚至自稱是『（別人的）奶奶』。我總是很擔心雅美會遭遇危險。」

在靖接受採訪時，此前介紹他與我們認識的機構女性工作人員也在場。約二十年前開始，慶子便帶著雅美到此機構及其他相關機構接受服務。

「從以前開始，雅美媽媽便一直把女兒的事放第一，認真仔細地照護著女兒。但是，這般以照護和育兒為中心的雅美媽媽，現在自身狀況也不行了。我們也感到很煩惱，不知該怎麼辦才好。」

在慶子患上失智症後，靖便向照護機構提出申請，想讓雅美接受全托照護。如此一來，每週除了週末以外，雅美都將在照護機構度過。

然而，機構方也提出各種意見。不少人指出，若將慶子與親手拉拔大、視若珍寶的雅美分開，可能會使慶子的症狀進一步加重。

最終機構提出，不要將雅美與家人分開，還是像以前一樣，一家人共同生活。靖也表示接受。但是，這名女性工作人員卻對此感到後悔。

「後來聽了雅美爸爸的話，我感到我們那時的判斷也許錯了。如果雅美發生什麼不測，或是雅美爸爸因為照護疲勞與家人一起病倒，他們一家人的生活該怎麼辦呢？一想到這裡，我就感到當時應該讓雅美入住機構。」

機構方也想幫助靖減輕多重照護的負擔，但由於沒有空床位，雅美現在正接受一週六天的日間照顧服務。

一九六九年（昭和四十四年）十月，作為一名普通上班族的靖，與慶子透過相親結了婚。那一年，美國的太空梭阿波羅十一號實現了人類首次登月的壯舉，全世界正為之歡欣鼓舞。

結婚五年半後，長女雅美出生了。雅美是他們繼長子之後的第二個孩子，出生後不久，夫婦倆發現雅美無法像正常嬰兒那樣抬頭，擔心之下便帶著孩子去醫院接受詳細檢查。結果顯示，雅美患有先天性重度腦性麻痺。

「最初，我和妻子都深受打擊。但是，雅美畢竟是我們的孩子，一定要好好養育她。這是為人父母應該做的。」

當時，作為全職主婦的慶子一手照顧雅美生活的方方面面，換尿布、餵食、洗澡等等。慶子為女兒傾注了所有的母愛。

到了冬天，為了讓女兒睡個好覺，慶子睡前會在臉盆中倒入熱水，為雅美泡腳，溫暖她的身體。雅美最愛吃草莓，為讓她吃起來方便，慶子便把草莓細細搗碎，再餵到她嘴裡。慶子還帶著雅美前往專科醫院接受復健訓練。

「當時我一心投入在工作上，慶子幾乎獨自承擔照顧雅美的全部工作。慶子真的很辛苦，也把女兒照顧得很好。」

對慶子懷著感激之情的靖，現在一手接過照護的重任，而且是要同時照顧妻女兩人，對他而言無疑是巨大的負擔。

每週一到週六，雅美都會接受日間照顧服務，從早晨到傍晚都由機構對其進行照護。但是每週日和節慶日，她都會在家中度過。靖需要為她換尿布、吸痰、準備餐食等，進行全方面的照護。

早、中、晚要各花上一個半小時為雅美注入營養劑，除此之外的時間還要及時為她補充水分。同時，還需要將預防痙攣等各種藥物溶於熱水中，早、中、晚共三次，餵雅美服下。

在雅美需要外出的時候，靖得獨自一人抱著近五十公斤重的雅美，將她從床上移到輪椅上安頓好。有時靖步伐不穩，甚至差點摔倒。曾細心周到地照顧著雅美的慶子，如今一點忙都幫不上了。

「上了年紀後，腰腿都沒以前那麼硬朗，做起重體力活會有危險。兩個人一起抱女兒的話應該沒問題，如果一個人抱就辛苦了。總之，要獨自一人照護兩個成年人，我的體力和精力都不足以維持。如果我還只有五十多歲，可能還能堅持。」

採訪結束後沒多久，慶子患上結核病，住院接受治療。該病的患者需要隔離，雖說對慶子有諸多擔心，但慶子住院後，靖的照護負擔也得以減輕，能夠好好休息一下了。

二〇一六年七月二十五日，我們致電靖，詢問他的近況。

「事實上，妻子併發肺炎和腎病，現在還在醫院接受治療。諷刺的是，在妻子住院後，我能夠睡上好覺了。今後妻子出院回家，我還得照護妻女兩人，我也已經這把歲數，說實在話，真不知道自己是否能堅持下來。」

靖與照護援助專員商談，慶子出院後，希望能將她交托於機構接受照護，即使是民營機構也無妨。雖然要支付一定的費用，但靖表示，即使用盡存款也不會改變自己的意願。他現在已沒有足夠的體力和精力重返多重照護的生活了。

「雖然現在退休金是唯一的收入來源，生活並不寬裕，但如果連我也倒下，就真的來不及了。所以我決定讓慶子入住照護機構，自己則努力地照護雅美。如果我發生什麼不測，就讓雅美入住現在的機構，我也很信賴他們，這就是我今後的打算。」

靖已嘗盡「多重照護」的辛勞，對於家人的未來以及自己剩餘的人生，靖在迷茫中苦苦考量，終於做出這個決定。

在靖家的玄關及房間內，擺飾著數張雅美的肖像畫。每張肖像都很好地抓住了雅美的面貌特徵，畫中的雅美皮膚白皙，有一雙水汪汪的大眼睛。

過去，在慶子身體好的時候，每年到了五月的長假，她便會帶雅美去位於大阪市北區中心的「中之島廟會」遊玩，在那兒請畫師為雅美畫肖像畫。

有時候，靖的眼前會浮現這樣一幅場景：在初夏陽光籠罩下的中之島公園內，慶子與雅美正愉快地逛著廟會。過去，在狹小的房間內，三人並排睡著，組成了一個川字，這樣簡單平凡的日常，如今卻再也回不去了。

最後，靖這般感慨道：

「以前我常與妻子爭執，妻子生病後我忙著照護她，因此辛勞不已。但是……妻子不在家的話，真的很寂寞啊。」

住在尖屋頂宅邸內的一家

一張老舊畫紙上，畫著這樣一幅圖景：一幢深紅色尖屋頂的大房子，二樓是芭蕾教室；寬闊的庭院內，美麗的花朵競相綻放；犬舍邊，一隻白色柴犬正露出可愛的表情「汪汪」地叫著。

在大型電機公司工作的藤原和彥（57歲，化名）於約二十年前，在關西某郊外住宅區內，建造了畫中的住宅。這幅畫是妻子紗織（57歲，化名）學生時代所繪，描畫了她理想中的家。和彥為她實現了這個夢想。

從六歲開始學習芭蕾的紗織，在自家二樓開設芭蕾教室。因為喜歡孩子，紗織也很疼愛自己的學生。在演出前，她會溫柔地逐一與學生打著招呼。若有跳得不好的孩子，紗織便盡可能耐心地一對一指導。

紗織耐心細緻的指導獲得家長們的好評，眾多學生慕名而來，也有孩子在學成離開後站上專業的舞臺。

當然，紗織一家也養了一條白色的狗。這是和彥與紗織共同創造的理想生活。

然而，這一切幸福的根基突然動搖了。

二〇一四年七月，梅雨季尚未過去，紗織的身體出現異樣。她有時會忘記漢字的書寫方法，有時會在夜晚迷路。七月中旬的時候，紗織竟在開闊的停車場內發生車輛碰撞事故。和彥以為也許妻子是上了年紀，很快卻發現事情並沒有那麼簡單。

「九月初，本是去超市購買晚飯食材的妻子，卻遲遲未回家。等妻子到家後，我問她怎麼去了那麼久，她說自己『搞不清幾點了』。於是我就試著讓她看時鐘，她卻不明白指針所代表的意義。此時我意識到，必須要帶她去醫院了。」

在一系列精密的檢查過後，紗織被確診為「Fahr 氏病」，即大腦的一部分發生鈣化。據稱，此病的症狀與失智症及巴金森氏症表現相似。雖然不會危及生命，但也沒有有效的治療方法。

一瞬間，紗織的日常生活便狀況百出。

首先，紗織沒辦法做飯了。她的行為也變得異常，在超市買完東西付完錢，卻不把商品帶回家，而是重新放回貨架上。

夫婦倆的獨生子已獨立生活，和彥只能獨自照顧紗織。他利用公司的制度，每週四、五在家辦公，陪伴著紗織。

十一月，正值樹葉黃紅相交、色彩斑斕的時節，紗織的芭蕾教室關閉了。紗織卻不知道這是一件何等悲傷的事，她已經忘記了芭蕾教室。

二〇一五年春季以來，紗織的症狀進一步惡化。她變得無法說話。除了「嗯」、「是啊」、「漂亮」等五、六個詞句，紗織說不出別的話來。即使與她交流，她也無法理解話語的涵義，但是從她的表情、動作來看，卻總感覺她不是完全不明白。

紗織沒法說出「小便」，因而也沒法及時上廁所。雖然給她穿了尿布，但有時還是會弄髒自己，那時候和彥只好帶她到浴室清洗。

和彥每天凌晨一點半和四點半起床兩次，查看紗織的情況。如果發現她在床上躁動不安，便會帶她去廁所。如果不及時上廁所，尿會從尿布漏出，把床單和床墊弄髒，那麼和彥一大早就得迎來沉重的清潔任務。

見紗織沒有漏尿而稍稍鬆一口氣的和彥也不能掉以輕心，有時候剛把尿布脫下，在廁所處理的一小會兒工夫，紗織便會在房間內小便。

「雖然用心照護，但是紗織的症狀卻在不斷發展，我一次次感到自己的努力付之東流。那時便會心生怒意，感到徒勞無功，但是就算對妻子發火也於事無補。我只好跑到別的房間，用盡全力大聲喊叫，發洩自己的情緒。」

有時候紗織會出現全身無法動彈的情況。傍晚時分，和彥與紗織一同外出購物歸來，紗織卻坐在車上無法起身。

「誰來幫幫我啊。」

和彥的內心似祈禱般地呼喊著，但是夜色籠罩下的新興住宅街上，除了點點燈火以外，並無來往的行人。無奈之下，和彥只好咬著牙，搖搖晃晃地將紗織抱回家中。

「自己的心態漸漸開始崩塌。夜裡也不能好好休息，疲憊感與日俱增。此前，我在職場上一直充滿活力地鼓勵大家前進，但現在連玩笑話也說不出來。熟識的同事曾問過我：『你是不是太累了？』」

經男性照顧者聚會的參與者牽線，我們於二〇一五年十一月十三日首次對和彥進行採訪。

進入和彥家寬敞的客廳後，只見一張餐桌孤零零地擺置在屋內，和彥領我們到桌邊入座。他身著長袖棉毛衫和運動長褲，一身日常裝扮，講起話來也幾乎沒有關西口音。言談間，和彥用語文雅禮貌，說話條理清晰。然而，看似淡然的語氣之下，所展現的照顧者的苦惱卻無比真實。

二〇一五年十二月二十一日，本已不幸的家庭再一次聽聞噩耗。

根據紗織的症狀發展及身體情況，醫師懷疑她所患的可能不是Fahr氏病，於是再一次對她進行周密的檢查。經檢查，紗織所患的是普粒子疾病，這是一種會危及生命的頑疾。病發一年五個月後，紗織最終得以確診。

紗織所患的普粒子疾病不能確定具體分型。每年的發病率為一百萬分之一。病發幾個月後，患者便會出現無法行動、無法言語的情況。目前尚無治療方法，患者的長期存活率較低。

幾天後，長子的婚宴在一處海景酒店如期舉辦。在機構工作人員的陪同下，夫婦倆共同出席婚宴，祝福兒子新生活的開始。

二〇一六年二月二十六日，我們對和彥進行第二次採訪，這次，和彥在餐桌邊放了把椅子，讓紗織坐在一旁聽我們說話。據和彥說明，紗織近來頻繁出現身體僵直的情況。和彥同之前一樣禮貌地回答著我們的問題，但是目光卻一直注視著紗織。

「今年必須做好覺悟了。醫師說紗織能活到現在已幾乎是奇蹟。這種病發展相當迅速。紗織剩下的時間已經不多。我現在的任務就是，怎樣讓她幸福地走完人生的最後一段時光。」

和彥與紗織是青梅竹馬，從幼稚園開始就相識。和彥大學畢業後，擔任同學會的幹事，與紗織重逢，兩人遂開始交往，不久後便共結連理。

婚後，作為上班族的和彥勤勤懇懇地工作，養家糊口；紗織則在養育孩子的同時兼做芭蕾老師，實現著自身的價值。

因為經濟原因，夫婦倆在國內完成了新婚旅行。而在孩子長大後，夫婦兩人曾幾度同遊法國。原來，紗織是《凡爾賽玫瑰》這部漫畫的忠實粉絲，《凡爾賽玫瑰》在一九七〇年代相當風靡，其故事背景正是法國大革命時期。夫婦倆每次到訪法國，都一定要去凡爾賽宮看一看。

紗織現在的身體狀況已無法再去巴黎，但有時候她會與和彥一起看網路上的影片消磨時光。和彥說，只要播放《凡爾賽玫瑰》或是巴黎的影片，紗織的眼裡便一下放出光芒，看起來非常高興的樣子。

二〇一六年春天，紗織的身體幾乎完全不能動了，生活各方面都需要照護。和彥每週一至三去公司上班，這段時間紗織便在機構接受照護，每週三晚上至週末，他有時在家陪伴紗織，有時送她去日間照護中心。

「雖然也能選擇將紗織一直交由機構全托照護，但是紗織剩下的時間已經不多了，我還是想盡量多陪陪她。我在公司上班的這段時間，可以稍稍從照護的生活擺脫一會兒。」

和彥神情迷茫，開始向我們講述起自己在照護生活中搖擺不定的心情。

和彥從事電器製品開發的工作已超過三十年，還曾前往美國工作。雖然他很重視紗織的照護，但也很難放棄這份喜愛的工作。

「也許工作也是給自己喘口氣的機會吧。但是工作中只要一想到妻子的事，就會立刻把我拉回現實。最近我也在責備自己：『不在妻子身邊，真的不要緊嗎？』」

一方面是為了生計，除此之外，和彥內心想要繼續工作的願望也非常強烈。雖然工作中也有各種艱辛，但只要身處職場，便能感受到屬於自己的一方天地。

「在工作中能夠感受到自己的價值，也能獲得一份收入。我有時也會將工作和照顧妻子這兩件事在內心進行權衡，究竟哪個更重要。男人真的是很愚蠢啊。在職場上即使我不在了，也能找人替代，但是我是唯一能夠陪伴妻子的人啊，無人可以替代。」

照護家人是無比重要的，但這件事本身並非充滿幸福。和彥的內心寫照，與眾多過著照護生活的人們一樣，充滿著矛盾與糾結。

在第二次採訪約三週後，三月十七日下午兩點左右，我們再次拜訪和彥家，只見紗織躺在護理床上，幾乎無法動彈。她已經沒法坐起來了。和彥感到，紗織就快要走到生命的終點。

和彥每天半夜仍要不斷為妻子更換尿布。由於紗織身體僵直，為她更換衣物也相當費勁。紗織每天會出現兩三次全身痙攣的情況。每次持續二十至三十分鐘，看著妻子這般模樣，和彥心痛不已。據他說，妻子現在發燒的情況也增加了。

「症狀愈發嚴重，紗織真的很可憐。所以我決定四月以後開始暫停工作，好好照顧她，度過最後的時光。」

和彥用毛巾擦拭紗織的臉，或輕輕撫摸她的頭髮時，紗織都會露出安詳的表情。和彥表示，靜靜地看著妻子，他的內心便會充滿幸福。

寬敞的二樓曾是芭蕾教室，現在似乎做倉庫之用。曾經承載著一家人夢想的尖頂房屋，現在似乎顯得太大了，寂寞充斥著每一個角落。

「我們已經沒法像紗織曾經描繪的那幅畫一樣生活了。我們的夢想，我們的人生，正走向終點。因此，在最後剩餘不多的時間裡，我想好好感受擁有妻子的幸福。」

為陪伴妻子走完剩餘不多的時光，和彥於四月十五日停職休假，暫時離開職場。

約一週後，紗織因痙攣不止被救護車送往醫院。此後的三、四天她都處於昏睡狀態，住院接受治療。和彥每天前往醫院，從上午到晚上八、九點都在紗織身邊陪伴著她。

和彥原本會給妻子餵午餐和晚餐，但後來紗織無法再進食了。藥物也只能以點滴的方式輸入體內。此時的紗織雖然已無法做出任何反應，但當她聽到和彥問「口渴嗎？」「要吃這個嗎？」的時候，仍然會發出微弱的聲音回應他。

「我有時會感到妻子在用笑容回應我。但有時也會覺得：『妻子彷彿沒有靈魂一般地活著。

太殘酷了。』我的內心很複雜。」

過了一個月後，和彥表示想把紗織帶回家。居家護理師們對此表示反對：「要照護紗織至少需要四個人。回到家只有您獨自一人照護。絕對不行。」

也有接受臨終患者的病房和機構，能為其緩解身心痛苦。雖然和彥已去這類機構實際考察過，但他還是想陪伴紗織，在她所描繪的理想的家中走完最後的時光。

「各位也許是擔心我可能做不好照護工作。但是，我已下定決心要在家照顧紗織直到最後一刻，請允許我這自作主張的決定。」

當時的紗織僅靠輸液維持著生命，六月十日這一天，和彥帶著她回到了家。

和彥讓紗織待在她曾經最喜歡的房間內。從窗戶能清楚地看到院子中的櫻花樹，此時正呈現一片新綠，鮮翠欲滴。

照護援助專員制定了詳細的家庭照顧計畫。護理師及照顧服務員每天各進行三次上門照護，平均間隔兩小時。紗織每週接受兩次洗浴服務，每兩天接受一次上門看診。

護理師們不在的時候，從晚上到早上的時間都由和彥獨自照護著紗織。他每晚十一點左右入睡，隨後凌晨一點半及四點左右各起床一次，為紗織吸痰，為防止褥瘡，還要為她翻身。

雖然和彥白天會小睡個一小時左右，但這樣的照護生活對他的體力仍是巨大的考驗。

護理師及照顧服務員主動與和彥聊天，聊的都是關於夫婦倆如何在一起的、新婚旅行、過去的愉快回憶等正面的話題。

「你們喜歡什麼樣的音樂？」

「我們喜歡波爾・瑪麗亞（Paul Mauriat）和木匠兄妹（Carpenters）。」

「我們一起聽吧。」

令人懷念的曲調，溫暖地縈繞在家中。

「不光是紗織，我自己也得到了護理師及照服員的耐心幫助。他們關心我的心理狀況、幫我排解壓力，這樣我才能更冷靜、溫柔地對待妻子。」

對失去家人或摯友的人進行撫慰、幫助的心理援助手段，被稱為「悲傷關懷」。這種心理干預措施最早發源於美國，現在日本的醫療機構和市民組織也已展開相關活動。

最近，家庭照顧和居家醫療變得普遍，在患者臨終階段，由上門進行照護的居家護理師們對家屬進行悲傷關懷的情況也並不少見。對於和彥來說，護理師們溫柔的關心與幫助，為他提供了巨大的心理支援。

終於，那一刻來臨了。

七月七日，七夕這天下午五點左右，紗織陷入病危狀態。護理師及照服員等相關工作人員立即趕到，隨後紗織脫離危險，大家又都離開了。

過了幾小時，七月八日凌晨一點半，和彥與紗織的妹妹一起在床邊握著紗織的手，對她說：

「你不喜歡那麼多人在場吧。你已經很努力了。很努力地走到現在了。」

說完，紗織便靜靜地停止了呼吸。紗織臉上彷彿浮現著淡淡的笑容。在紗織病危時，和彥曾抑制不住地痛哭，而現在，他的眼淚彷彿乾涸了一般，心情平靜地面對著妻子。

八月二十五日，在紗織的四十九天法事和骨灰安放結束約一週後，和彥在電話中向我們回憶起紗織的臨終時光：

「我用最冷靜、最溫柔的方式陪伴妻子度過最後的時光。這一切多虧有護理師及照護人員的關心與幫助。」

和彥表示，失去妻子的悲痛銘心刻骨，無法言說。看著妻子患病後所拍的照片，自己便心痛不已。

在掛斷電話前，我們詢問和彥今後的生活打算，他的回答讓我們頗感意外。和彥表示，他將於近期辭去公司的工作。

「為回報此前幫助過我們的工作人員，作為工程師，我決定幫助他們開發照護相關的機器設備。我也想向普粒子疾病的患者及家屬傳授我的經驗，希望能對他們有所幫助。基於上述考慮，我向公司提了辭職。」

在三月對和彥進行採訪時，他曾表示「我們的人生，很快就會走到終點」。這句話充滿了對未來的絕望。但是此後，他經歷了異常辛勞的照護生活、與最愛的妻子離別、與照護人員相遇，這一系列事件改變了他，使得他今後的人生朝著未曾料想的方向進展。

「在天國的夫人會對您說什麼呢？」

「她也許會取笑我吧。」

「我想她一定會為您加油打氣。」

「『向前看，不回頭』，這句話一直是我和妻子的座右銘。」

這幢夫婦倆理想中的房子，曾有芭蕾教室，曾有孩子們的歡聲笑語。如今只剩一聲嘆息。

然而，那尖尖的屋頂依舊高高聳立，傲視著天空。

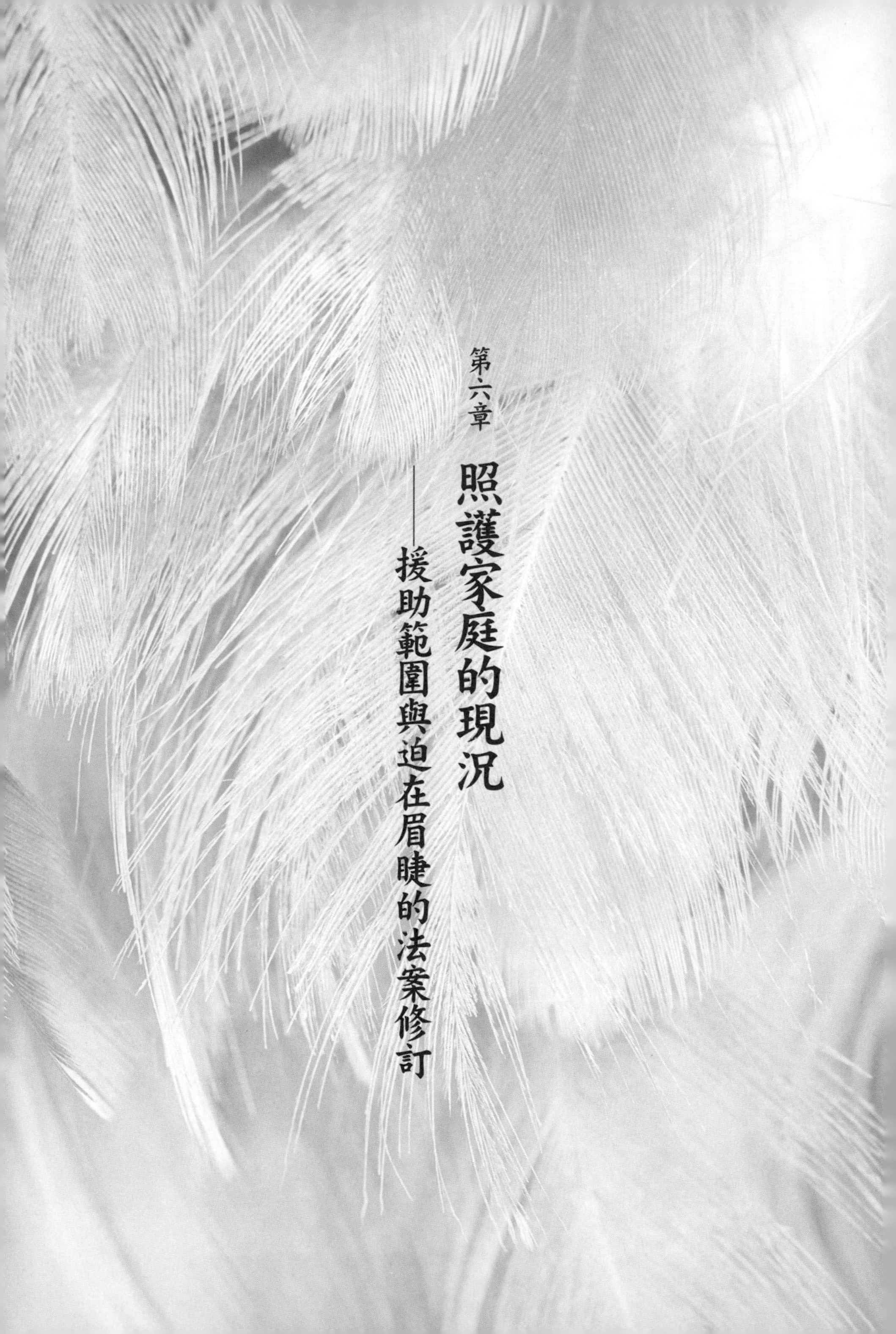

第六章 照護家庭的現況

——援助範圍與迫在眉睫的法案修訂

以照護家庭為對象的問卷調查結果

由加害者的自述及案情分析可知，因照護疲勞引起的故意殺人及共同自殺案件絕非與己無關的特例。我們所結識的現在或曾經是照顧者的人們，無一不是帶著苦惱和矛盾，盡全力維持家人間的情感紐帶。

那麼，實際上究竟有多少照顧者曾處於疲勞狀態，或是感到走投無路呢？為尋找這問題的答案，我們決定對全國的照顧者群體進行問卷調查。

為盡可能讓更多的照顧者收到調查問卷，我們向全國的援助組織尋求協助。這一調查定於二〇一五年十二月中旬付諸實施，此後我們立刻向全國各地的援助組織致電說明情況，卻收到如下回覆：「目前人手不足」、「突然提這樣的要求我們沒法採取對策」……

每一個援助單位都要組織各種援助活動，人手相當短缺，而且當時正值繁忙的年末，收到這般回覆也情有可原。

不過，其中有來自北海道至九州地區的八個援助組織答應給予我們協助。我們趕在年底前完成問題設定及印刷工作，正月裡也繼續著問卷的發放工作。如此這般的忙碌之下，至一月末為止，約一千份問卷透過八個援助組織等途徑發放到全國的照顧者手中。至截止日期為止，共有兩百四十五份問卷被寄送至位於《每日新聞》大阪總部的採訪組。

來自照顧者們的回答無不深刻體現著照護生活的嚴峻現實和矛盾。

最令人驚訝的是，**約有兩成回答者曾有過殺害家人、共同自殺的想法；有七成的人曾因照護感到身心俱疲**。

此調查結果發表在四月四日《每日新聞》晨刊（大阪總部發行版本）的第一版頭條。

透過這份以照顧者為對象的問卷調查，本次調查首次提出針對「照顧殺人風險」的問題：

「**是否曾有過殺害被照護的家人，或共同自殺的想法？**」

這個問題可能過於直白甚至引人恐懼。然而，在照護家人之前，過著平淡生活的人們，因照護而走投無路，最終犯下殺人重罪，這樣的悲劇確實在現實中上演。考慮到這一點，我們很想聽一聽目前正在進行家庭照護的人們內心的真實想法。

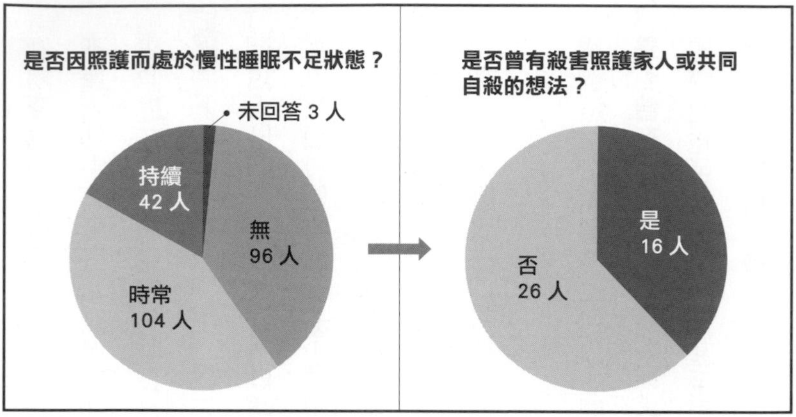

針對上述問題，約有20％的回答者（48人）回答「是的」。當問及「在什麼情況下會產生殺人或共同自殺的想法」時，77％的回答者（37人）選擇了「**因照護而筋疲力盡時**」這個選項。其次，有40％的回答者（19人）選擇了「對將來感到不安時」這一選項。

照顧者的睡眠不足情況也不容忽視。

回答者中，有42人表示「持續」處於睡眠不足狀態，104人表示「時常」處於睡眠不足狀態，合計60％的照顧者存在睡眠不足情況。

在處於「持續」睡眠不足狀態的42名回答者中，38％（16人）表示曾有過殺人或共同自殺的想法。

如照顧殺人案件中的加害者們所述，對於照顧者而言，睡眠不足及無法入睡的情況相當嚴重，需予以高度重視。

共有146名回答者表示「持續」或「時常」處於睡眠不足狀態。對「平均每晚起床幾次？」這一提問，其中71％（104人）選擇「1－3次」，14％（20人）選擇「4－9次」。

在所有回答者中，有近兩成（46人）表示周圍沒有人能傾聽自己照護的煩惱和壓力。

在兩百四十五名回答者中，男性為62人，女性為181人，性別不明者2人。此前厚生勞動省的調查顯示，照顧者群體中有七成為女性，與本次調查的性別比例相近。

就回答者的年齡而言，60歲以上占69％，50－59歲占22％，40－49歲占7％。對照護持續時間這一問題，24％的回答者選擇「五年以上，不滿十年」，占比最大；其次為「三年以上，不滿五年」，占22％；19％的回答者選擇「十年以上」。

在自由回答的欄位中，照顧者們表述了各自的真實想法。因照護而產生的幸福感和痛苦交織，沉沉地壓在每個人的心頭。字裡行間展現出的，無一不是照護家庭的真實寫照。

一名來自兵庫縣的五十多歲男性，從約五年前開始，照護著八十多歲的父母二人。父親因疾病而臥床不起，母親則被認定為「照護四級」。

最初由妻子負責照顧父母，但妻子不久後便無力應對。於是男子從工作的餐飲店離職，全力照護父母，也因此失去收入來源。

他在開始照護生活後不久，出現有氣沒力、精力不足的情況，被醫院診斷為輕度憂鬱症，開始服藥。

「我現在在努力恢復，爭取不再服藥，但稍有鬆懈，就會在不知不覺中感到疲憊不堪。」

父親在不久後去世了，現在他繼續照護著母親。

「每週有兩天時間，母親會去日間照護中心。那兩天是我唯一的休息日。平時我總是感到非常煩躁。自從開始照護後，就再也沒有發自內心地笑過了。」

現在存款快要見底，每天過著窘迫的生活。去年冬天為了節省開支，暖氣也不捨得開，就這麼熬過來了。

「我也想要盡力照顧好母親，但是一想到自己和家人的將來，就感到非常不安。」

一名來自東京都的六十多歲無業女性，目前正照護著患有失智症的母親，她表示自己想要將母親送入機構接受照護，但是無法找到合適的機構。

這名女性因照護而放棄工作，隨後卻在家庭照顧過程中漸漸感到力不從心、無力應對，便決定將母親送入機構接受照護。但是，她從各個機構得到的回覆無一例外，都是「沒有空床位」。目前有空床位的，往往是些收費高的照護機構。最近，她前往距東京較遠的靜岡縣，終於找到了能夠入住的機構。

這名女性此前經歷了五年在家照護的生活。母親經常出門遊蕩。離家外出的母親「被車撞就好了」，她甚至有過這樣的想法。

如今，她對曾經這般不堪的想法感到自責，但她表示，回首往昔，那段日子就如同生活在地獄中一般。

「照服員上門照護的時間很短。雖然我也理解他們的難處，人手不足、預算不足。但是想到十年、二十年後會是什麼情況，我就覺得不如早些死了的好。真心希望行政方面能採取措施來應對這個問題。」

一名來自東京都杉並區的五十多歲女性，目前正在照護母親，她這般描述現今照護制度的不足之處：「目前國家積極鼓勵家庭照顧，照服員也會上門幫忙照護，但是他們是白天來的，**其實比起白天，我們更需要夜間的幫助**。家人的健康狀態也不可能一直保持良好，希望能夠有更多提供入住的照護機構（費用在退休金可承受的範圍之內）。」

除此之外，還有不少回答者呼籲增強對照顧者的援助：

「目前對於照顧者的援助少之又少。心理援助更是完全缺乏。」（一名來自兵庫縣三田市的六十多歲男性，目前正照護著雙親）

「休假日還得忙碌家務，感到自己已經神經衰弱。希望能得到更細緻周到的援助。」（邊工作邊

照護母親的五十多歲女性）

「突然有一天開始過起了照護生活。自身的想法、遇到的問題，不知該去哪兒傾訴，也不知該從何說起。希望能夠在事前獲得相關資訊。」（一名來自北海道栗山鎮的六十多歲男性，目前正照護著妻子）

「鼓勵的話語讓我焦慮。如果別人問我『你努力了嗎？』我會感覺很受傷。照護服務的自費比例從原來的一成增加到了兩成，如果這筆費用是用於增加照服員的工資也無可厚非，但是自費比例增加後，經濟負擔真的很重。」（來自大阪府八尾市的七十多歲女性）

「雖然普遍認為照護不需要過分付出，但是家人往往還是會傾盡全力。然而，**不能努力過了頭，這一點很重要**。照顧者也需要及時獲取各種資訊，懂得如何減輕自身的不安和煩惱。」（來自東京都的六十多歲女性）

「雖然行政機構表示，會由地方對照顧者進行援助，然而我國目前核心家庭愈發普遍，使得『鄰里互幫互助』的景象難以實現。」（剛剛開始照護的五十多歲女性）

「我認為有必要展開相關活動，加深一般市民對失智症照護的理解。我發現即使是身邊的人，對照護也沒有足夠的理解。」（照護了父母二十年的五十多歲女性）

眾多家庭照顧者藉著本次問卷調查的平臺，呼籲得到更多的援助，這也進一步體現出日本對於照顧者的援助手段匱乏的事實。

國家和行政方面無法給予照顧者充分的援助，其中有一個事實不容忽視——目前必須依靠他人照護才能生活的人數，正以驚人的速度激增。

為使用介護保險服務而接受照護及援助程度認定的人數，於二〇一四年首次突破六百萬人。二〇一六年六月，厚生勞動省發表的資料為六百零六萬人（截至二〇一五年三月末），從這數字不難看出，我們已真正意義上進入照護社會。

這份資料與去年同期相比，增加了二十二萬人。我國公民中，每二十人就有一人需要接受照護。與介護保險制度開始施行的二〇〇〇年度相比，是二〇〇〇年度的二點四倍。同時，在接受照護程度認定的族群中，年齡七十五歲以上的高齡老人數量為五百一十七萬人次，占比87.3%。

那麼，由誰來照護如此龐大的族群呢？

「不願給家人添麻煩」，許多人抱著這樣的想法而入住照護機構，但是考慮到需要照護的人不斷增加，不難預見，入住機構也將變得愈發困難。理由不言而喻：**目前僅靠退休金就能支付入住費用的機構相當缺乏**。

例如，作為介護保險下屬機構的特別養護老人院[22]，入住者每月需支付的費用為十萬日圓左右，但是目前有超過五十萬人在等待空床位。

與之相對，民營的照護養老院大多每月收費在二十萬到三十萬日圓。有時候在入住前還需要一次性繳納幾百萬至幾千萬日圓的費用。對於僅依靠退休金生活的人們而言，這筆費用是承擔不起的。

當然，選擇在自家養老或度過臨終時光的人數在不斷增加，也有不少人積極地開始了家庭照顧生活。

為控制社會保障費用支出，我國正積極推動家庭照顧，並採取各種措施，包括：增加介護保險覆蓋的日間照顧時間、完善上門照護服務、推出鼓勵家庭照顧的舉措。

值得注意的是，「團塊世代」[23]約有八百萬人將於二〇二五年左右步入七十五歲門檻，成為高齡老人。為使這個群體能盡可能地在家中接受照護、使用醫療服務，有關部門正在加緊腳步制定解決方案。

無論希望與否，家庭照顧正成為時代主流，並且照護家人這件事本身會給照顧者的人生帶來巨大影響。

照顧者可能會回到父母獨居的老家，承擔起照護父母的重任。有些人因此不得不辭去工作，放棄興趣愛好或旅行等屬於自身老年生活的樂趣。

「家庭照顧時代」即將到來，這不僅僅會對照護及醫療制度帶來改變，還將影響日本人的個體及家庭生活方式。

22 為「照護三級」以上高齡者提供照護服務的機構。

23 指日本戰後，於第一個生育高峰期（一九四七至一九四九年）出生的群體。這些人被認為是一九六〇年代中期助推日本經濟發展的主力，是構成日本現代社會中產階級概念的第一代。

援助的現況及眾望之下的法案修訂

需要照護的人數正以前所未有的速度增加，究其緣由，便是高齡化及長壽化的進展所致。

總務省於二〇一六年六月發表的「二〇一五年國情調查」初步統計資料顯示，日本六十五歲以上的人口數量為三千三百四十二萬兩千人，占總人口數量四分之一以上，為26．7%。此比例為日本史上最高，在世界主要國家中也排名第一。另一方面，不滿十五歲的兒童人數占總人口的比例為12．7%，為史上最低。

日本的平均壽命也再次創下歷史新高。厚生勞動省於二〇一六年七月發表的「簡易生命表」顯示，二〇一五年日本人的平均壽命為女性87．05歲、男性80．79歲。

世界上，男女性平均壽命最長的地區都是香港，日本的女性平均壽命則為全球第二，男性平均壽命為全球第四。

我國也是世界上為數不多的長壽國之一。戰後不久，一九四七年的統計資料顯示，當年我國的女性平均壽命為53.96歲，男性為50.06歲，如今，統計數字已有驚人的增長。

平均壽命指的是「個體自零歲開始的平均生命期限」。根據各年齡層的死亡率，便可計算出不同年齡層的平均生命期限。平均壽命的延長，也得益於年輕一代死亡率的降低。

醫療水準的進步，使癌症、心腦血管疾病等重大疾病的存活率得以提升。人們對健康也愈發重視，相信今後平均壽命將會進一步延長。

長壽型社會是美好的。但是，無須接受照護、長久保持健康狀態的人並不多。每個人上了年紀後，都會出現腰腿不便、體弱抱病等情況，這樣一來，不接受他人的幫助就無法正常生活。

有愈來愈多人在接受長期照顧下，度過漫長的老年生活。若沒有家人的照護，長壽型社會也不復存在。

無論如何，遺憾的是，究竟該如何對照顧者進行援助，這問題目前還沒有引起國家的足夠重視。

每年有十萬人因照護而辭去工作，這現象被稱為「照護離職」，安倍政府提出要實現無人為照護而離職的方針，但其政策並未能減輕照護者本身的負擔。

對於那些做出各種犧牲，承擔著照護家人的重擔，在底層支撐著這個社會的人們，究竟怎樣才能解決他們的苦惱？這個問題需要全體社會深思。

歐美大國也面臨著高齡化的局面，照護成了社會的重大課題。大多數國家也和日本一樣，在積極地推動家庭照顧。

即便如此，就國家或地方自治區對家庭照顧者提供援助這一點而言，有許多國家比日本做得更多、更好。

英國首先實現了法律上對照顧者權利的保護。

英國採取支付家庭照顧者現金、保證其休息時間的措施等。照顧者每週的照護時間達到三十五小時以上，可在規定條件下，每週領取六十二點一英鎊（據二〇一九年六月匯率約為八千日圓）[24]的補助。

在介護保險制度實施之前，日本也曾探討過是否應向照顧者給予現金補助，但是出現不少反對意見，如「很可能會出現家人被照護束縛的情況」等，最終未能落實。

在英國，照護家人作為一種重要的勞動，得到社會的支援，因而對照顧者予以現金補助。不論現金補助這方法優劣與否，英國的照護政策中，最值得借鑑的是「喘息服務」。

「喘息服務」指的是，暫時將被照顧者交由他人進行照護。這個制度使得照顧者能從繁忙

的照護生活中稍稍抽離，休息調整。期間被照顧者可交由機構或由照服員進行上門照護等。**此一制度充分保障了照顧者的休息時間。**

制度規定喘息服務的時間，也可以集中起來一起用。

在喘息服務期間，照顧者可以享受自由時光。他們可以利用這段時間外出旅行、拜訪朋友、去俱樂部跳舞等。

提前預約，也可以使用夜間喘息服務。工作人員會派照護人員安排相關事宜。如此一來，照顧者對於照護再無後顧之憂，能夠確保充足的睡眠。

二〇一四年，英國對照護相關法律條款進行整合，推出《照護法案》，以對成年人進行照護的十八歲以上照顧者為對象，接受社會的相關評定，從法律上確保他們接受援助的權利。

當然，從事照護工作的人員或志工，不屬於《照護法案》保護的對象。而針對十八歲以下正進行照護的兒童照顧者之援助措施，則由《兒童與家庭法》做出相關規定。

《照護法案》的實施，實現了照顧者權利的法律保障。為使照顧者能健康、舒適地生活，對其予以援助，並給予資訊共用及諮詢洽談等服務。英國的地方自治團體也會對區域內照顧

24 根據二〇一九年六月匯率，相當於近兩千五百元臺幣。

者援助措施的落實情況進行自評，並有義務公布評估結果。

日本在引入介護保險制度時，借鑑德國的經驗，而德國也有喘息服務的制度。該制度賦予照顧者從照護生活中暫時解脫、放鬆身心的權利。該制度也設想了在照顧者生病或身體不適，無法進行照護的情況下，如何讓被照顧者能及時接受短期照護或上門照護服務。

美國曾經也以州為單位，實行過喘息服務的制度，於二〇〇六年的相關法律中做出規定，使其成為全體國民的權利。該法律對喘息服務做出如下定義：「為使照顧者得到暫時休息，對需照護的兒童或成人進行預定或緊急性的照護服務。」

不僅白天，為確保照顧者的休息和睡眠時間，夜間及週末也可使用喘息服務。與其他國家一樣，在照顧者休息期間，被照顧者將接受短期照護或上門照護服務。

美國沒有官方的長期照護保險制度，服務費用由民營保險覆蓋，或由照顧者自身承擔，有時候對照護家庭而言會造成巨大的經濟負擔。但是，對於低收入族群有政府補助制度予以援助。

除此之外，澳洲及歐盟（ＥＵ）各國也對照顧者的援助做出法律規定，並且實行現金補助、喘息服務等。

當然，制度雖然明確，落實情況又是另一番光景了。

日本也有短期照護、日間照護、夜間上門照護等服務，因而並不是缺乏廣義上的喘息服務。

但是，就給予照顧者休息的權利這點而言，並未針對上述的服務時間，做出具體的頻率或時間規定，並且在夜間或緊急情況下，幾乎沒有可以立即使用的照護服務。

現實情況是，政府所提供的服務並不包括資訊共用及心理援助，而是將其完全交由民間援助組織或地方自治體自行解決。

當下最大的問題是，對照顧者的權利進行保護、由行政機構對其提供援助，上述事項並未在法律上做出規定。因而，要求日本也推出照顧者援助法案的呼聲日漸強烈。

民間援助組織、日本照顧者聯盟並不僅針對老年人，身心障礙者、重病患者的照顧者也在援助之列，以上述族群為對象的援助法案已在制定中。

二〇一〇年，在整合全國照顧者的呼籲及專業人士的意見之後，《推動照顧者援助法案（暫定）政策大綱（草案）》（簡稱《照顧者援助推動法案》）得以頒布。

當時這項法案的初步制定以理念為中心，此後於二〇一五年六月進行大幅修訂，並補充了具體方案。

首先，重視照顧者及被照顧者作為個體所具備的尊嚴，秉持社會全體對照顧者進行支援的基本理念。

國家承擔對照顧者援助措施進行整合的責任，地方公共組織應與國家攜手，積極尋求符合地方實際的援助辦法。企業等也應當努力為員工創造良好的工作環境，保證其能夠兼顧工作與照護。

具體措施列舉如下：

一，給予照顧者健康檢查及諮詢的援助。

二，探討照顧者經濟援助的實施方案。

三，為使照顧者重視自身身心健康狀況，發放條列身體狀況檢查表的手冊（照顧者手冊）。

在照顧者聯盟的努力下，自民黨眾參議員的有志之士於二〇一四年三月成立了「照顧者議員聯盟」。從對照顧者進行援助的角度出發，研究、探討福利的實施方案，為將來照顧者援助法案的修訂而努力。

在日本，施行照顧者援助法尚在討論階段，但是相信一定能有實現的一天。

照顧殺人及共同自殺案件為地方自治團體敲響了警鐘，有些地方開始獨立施行對照顧者的援助措施。

滋賀縣守山市以當地發生的照顧殺人案件為契機，對市內約一千六百戶照護著失智症患者的家庭進行問卷調查。在收到的七百九十五份問卷中，44％的回答者表示「難以繼續家庭照顧」，這個結果無不體現了目前照顧者援助措施匱乏的不爭事實。

二〇一三年九月，在人口約八萬人的守山市發生一起殺人案件，丈夫（83歲）殺害了身患失智症的妻子（83歲）。該案的案發原因之一，便是照護疲勞。問卷調查結果也顯示，在其他的照護家庭中也存在相似的危機。

回答者也列舉了難以持續家庭照顧的理由，其中包括：「因照護而身體狀況不佳」、「無法得到休息」、「對將來的照護感到不安」等。

七成以上的回答者表示希望接受更多的照護服務，具體而言，半數以上的回答者希望能夠「接受緊急時的照護代理或機構服務」。這數據顯示，相當多的人想要尋求喘息服務。

守山市為預防悲劇重演，將問卷調查結果作為參考，展開對照顧者援助方案的探討。

二〇〇八年，神奈川縣相模原市發生一起因照護疲勞導致的共同自殺案件，此後便開始推動民生委員對高齡老人進行家訪的舉措。

二〇〇九年三月，岩手縣花卷市發生一起兒子（62歲）對被照護的父親（93歲）施以暴力並致其死亡的案件。此後，花卷市對市內進行家庭照顧的兩千八百戶家庭進行問卷調查。

結果顯示，約有四分之一的照顧者存在憂鬱傾向。花卷市隨後於二〇一〇年開始，作為全國先驅，首度施行照護專員對照護家庭的追蹤制度，提供上門諮詢等援助措施。

當家人需要照護時

日本的官方照顧者援助手段並非完全缺乏，但是多數情況下，「照護家人」這個責任的降臨都發生得相當突然。一開始每個人都會感到困惑，並且感到強烈的不安。真正直面照護這問題的時候，到底應該怎樣做呢？我們根據專業人士及曾經的照顧者所述，以照護高齡老人為例，將照護時的必要舉措及使用介護保險的流程手續進行整理。其中最重要的便是：

切忌獨自一人承擔所有壓力，必須尋求他人進行傾訴、商討。

在發生腦血管疾病、遭遇事故的情況下，首先患者會接受醫院提供的醫療服務，因而家屬可向醫務人員瞭解出院後的照護及生活安排，諮詢相關政策和流程。

另一方面，在家人身患失智症的情況下，有許多家屬在病發之初並未對家人異常的言行舉止予以足夠的重視，未能立即就醫。如本書第五章所述，日本至二〇二五年，六十五歲以上族群中，將有五分之一的人患有失智症，數量約為七百萬人。這數據顯示，到時候幾乎家家戶戶都有失智症患者也不足為奇。

如果發現家人的言行有異樣，應當立刻向專科醫師就診諮詢，這點非常重要。失智症若能盡早發現並接受治療，便能夠延緩病情的發展。患者一經確診為失智症，應制止其繼續做出開車等危險行為。

若因家人的照護及健康狀況而感到不安，應及時前往行政機構的諮詢窗口，向工作人員表述自身的困擾，尋求最佳解決方案。

以《介護保險法》為基礎，由各區域自治體設置的地方援助中心，便是為高齡老人提供生活援助的窗口。高齡老人或其家人可在此窗口向社工等專業人士諮詢，諸如介護保險的手續、防止成為需要照護狀態的預防計畫制定、防止虐待等方面，均可得到詳細解答和援助。

此外，社會福利協會及保健所等，也提供生活煩惱及家人身體狀況等方面的諮詢服務。因此，及時致電，與工作人員交流、商討自身的問題是相當重要的。

同時，網路上也有各地方行政機構諮詢窗口的介紹。援助組織及照護機構的網站上也有關於服務流程的介紹，人們能藉由網路獲取各種有用的資訊。

不過，對於因照護或家人健康狀況而苦惱的人們而言，透過行政機構的諮詢窗口等，與專業人士進行直接的溝通，進而獲取正確的資訊，並坦誠、傾訴自身的不安，這個過程是相當重要且很有必要的。

當高齡的家人需要照護時，就需要使用介護保險服務。

介護保險制度於二〇〇〇年四月正式實施。作為一種社會保險制度，其目的在於由全社會對日漸增長的高齡老年族群之照護提供支援。

過去，行政機構以措施制度為基礎，規定了照護服務的具體內容，但介護保險制度推出後，介護保險的使用者能夠與民間的照護機構等簽訂協定，根據各自所需接受照護服務。

被保險人為四十歲以上，其有義務支付保險金。能夠接受照護服務的為六十五歲以上老人，此族群被稱為「第一號被保險人」。「第二號被保險人」指的是年齡為四十至六十四歲之間，患有腦血管疾病、末期癌症、關節炎等十六種特定疾病，從而被認定為處於需要照護狀態的族群。

第一號被保險人的保險金額由其所屬之市、鎮、村的相關機構決定，每三年進行重新評估。二〇一五年度至二〇一七年度，全國平均保險金額為每月五千五百一十四日圓。二〇一六年度四月至九月，第二號被保險人的平均保險金額為每月五千三百五十二日圓。

介護保險的財政來源是國家和各地方自治體的公費，以及被保險人所繳納的保險金，占比各一半。

在接受照護服務的情況下，被保險人所需支付的服務費用比例為一成。二〇一五年八月後，收入超過一定程度的被保險人的自付比例增加到兩成。據厚生勞動省資料顯示，截至二〇一五年八月，在所有接受照護服務的族群中，約有一成（即60萬人）需要增加自付比例。

在接受協力廠商檢查後，未被認定為需要照護狀態的族群，就無法接受照護服務。這個評估過程，便是所謂的照護及援助需求認定。

要接受相關檢查，被保險人或家屬首先必須前往所屬的市、區、村鎮窗口提出申請。地方自治體可提供窗口的地址和聯絡電話，也可以透過照護機構等代為提出申請。

申請時，需要提供被保險人的住址、姓名、主治醫師及醫院的名字等書面資料，在提交包含上述資訊的申請書及介護保險被保險證後，便能完成申請。

申請人所屬的市、區、村鎮相關機構在接受申請後，需與申請人確認時間，派遣員工上門向本人及家屬瞭解情況。此次家訪情況將作為第一次判定結果被記入電腦。

接著，基於第一次判定結果及主治醫師的意見，再由以醫療、福利、保健方面專業人士組成的市、區、村鎮「照護認定審查委員會」進行第二次判定，得出最終結論。原則上，自提出申請後的一個月內，申請者會收到認定結果通知書。

認定結果是藉由申請人的身體狀態及症狀，對其需要接受何種程度的援助及照護做出判斷，由輕到重可分為七個階段：援助一級、援助二級、照護一級至照護五級。根據照護程度的認定，申請人所使用的服務內容及介護保險的給付額度均有差異，因而這個認定結果對被保險人及家屬都相當重要。

若對認定結果有異議，可以向都道府縣的介護保險審查委員會申請重新評估。在症狀有進展後，也可重新接受評估。

對於被認定為援助一級和二級的人，為防止其發展成需要照護狀態，地方援助中心會為其制定照護預防計畫，申請者可前往援助中心接受肢體鍛鍊、營養指導等服務，也可接受上門服務。

而被認定為照護一級至五級者，緊接著就需要為其制定照護方案，以接受真正的照護服務。為尋找能夠制定方案的照護援助專員，申請者需前往地方援助中心等，以獲取照護機構的相關資訊。

照護需求程度的劃分及認定者人數

	分級	身體狀況（概述）	認定者人數
↑ 輕	援助一級	可自主進食、上廁所，打掃衛生或身邊事物需要幫助。尋求援助，以防止成為需照護狀態。	約 90 萬人
	援助二級	與援助一級相比，日常生活能力更低。可自主進食、上廁所，但步行、站立等需要幫助。理解力較低。	約 85 萬人
	照護一級	與援助二級相比，上廁所、洗澡等需要部分協助。站立、行走也不穩定，需要幫助。	約 120 萬人
	照護二級	幾乎無法獨力完成打掃及家務事。進食、上廁所也需要幫助。失智症患者會出現異常舉止、理解力低下。	約 110 萬人
	照護三級	完全無法獨力完成打掃及家務事，行走、站立都需要幫助。無法獨力進食、上廁所、洗澡。	約 80 萬人
	照護四級	與照護三級相比，動作能力更差，沒有人照護的情況下無法生活。失智症患者會出現日夜顛倒、暴力言行等情況。	約 75 萬人
↓ 重	照護五級	生活的所有方面都需要照護，無法自主進食、排泄。無法正確理解他人意思。失智症患者會出現不知道自己的名字等情況。	約 60 萬人

※ 認定者人數為厚生勞動省截至二〇一六年五月的統計數字

照護服務可分為：為家庭照顧提供的「居家服務」及「機構服務」、「地方服務」幾個大方向。上門照護及日間照顧服務、短期照護服務都屬於「居家服務」；特別養護老人院等供長期入住的機構，其所提供的服務則屬於「機構服務」。

「地方服務」指的是，為盡可能讓高齡者在已習慣的地方繼續生活，各市、鎮、村政府指定從業者，僅由地方的人員提供服務。失智症患者可使用與少數人共同生活的團體家屋（Group Home）或夜間上門照護服務。

無論是何種服務，其內容及性質會因機構及業者的不同而有所改變。若對服務產生不安或不滿，可及時與照護援助專員溝通，或前往地方援助中心、民間援助組織等進行諮詢。

使用照護服務的主要流程

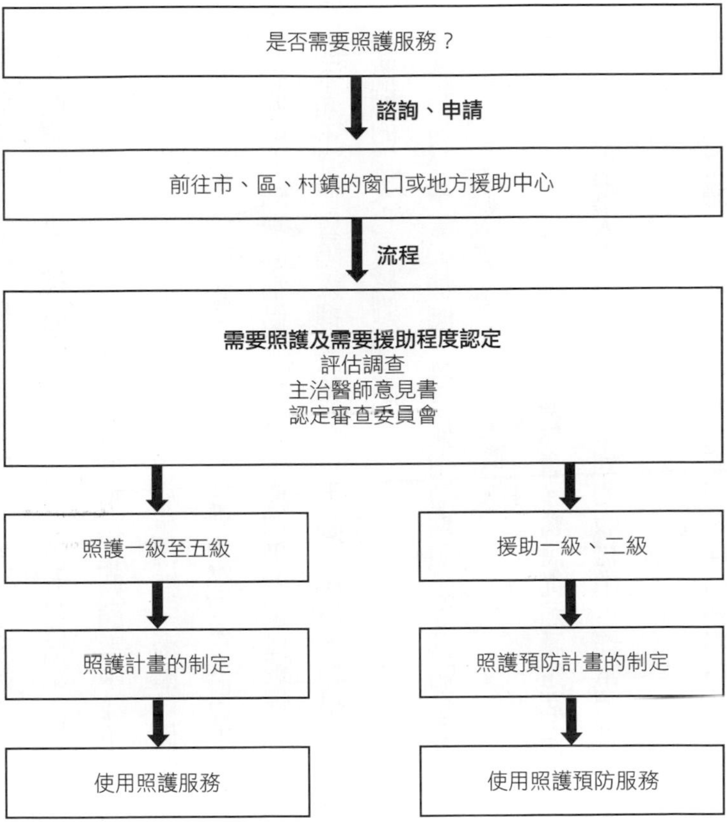
是否需要照護服務？
諮詢、申請
前往市、區、村鎮的窗口或地方援助中心
流程
需要照護及需要援助程度認定
評估調查
主治醫師意見書
認定審查委員會
照護一級至五級
照護計畫的制定
使用照護服務
援助一級、二級
照護預防計畫的制定
使用照護預防服務

眾多曾有過照護經歷的人，不厭其煩地強調一件事，那便是：**一旦開始照護，切勿獨自承擔一切；應當時常抽身休息，擁有自己的時間。**這點相當重要。

很多時候，照護這件事彷彿看不見盡頭一般，可能會持續十年、二十年。

照顧者會在半夜被弄醒數次，睡眠不足的情況在照顧者中並不少見。有時候，照顧者會因失智症的症狀而不知所措，處理排泄物時也心生嫌惡，漸漸地便產生巨大的精神負擔。年輕時可能不以為意，但上了年紀後，照顧者的疲憊和壓力與日俱增，如岩漿般，一觸即發。

然而，儘管照顧者的身心都已疲憊不堪，他們仍然選擇默默忍受，繼續著照護生活，這樣一來，可能不知不覺便會陷入抑鬱狀態，患上心理疾病。如果照顧者連自身的身心健康都無法維持，被照顧的家人也會感到悲傷吧。

若照顧者感到疲勞一天天加劇，應當使用短期照護等「喘息服務」，即便只是休息個幾天也好，藉此讓自己的身心能夠得到適當放鬆。

不論怎樣健康、充滿活力的人都需要休息。暫時從照護生活中抽離，讓身心休整片刻，調整好心態再重新面對家人——在我們一系列的取材中，經常聽到眾多有著照護經驗的人及專業人士皆如是說。

當然，無法找到合適的機構、無法順利使用短期照護服務，這種情況並不少見。若無法找到提供喘息服務的機構，可嘗試向居住在別處的家人或是親屬尋求幫助。

並且，**照顧者可參加由行政機構或援助組織舉辦的照顧者聚會等活動，將內心的不滿與煩惱向他人傾訴，這樣一來，心理上的負擔一定能減輕不少。**

雖然目前我國還未提出針對照顧者的援助專門法案，也缺乏對照護家庭的援助舉措，但我們身邊都不乏為家人傾盡全力的照顧者的身影。他們的存在不容我們忽視，也足以引起所有人的重視。

對系列報導的迴響

在《每日新聞》「照護家族」的一系列企劃中，如實記錄了照顧殺人案件中，加害者的自白；對案件進行詳細分析，並闡明現下照顧者們內心真實的煩惱。連載開始後，我們幾乎每天都會收到眾多讀者的回饋。以下做簡要摘記：

「用被子捂住媽媽口鼻，她便能得到解脫……我意識到自己竟產生了這樣的想法。」

寫下這段文字的是一位護理師（48歲），她在家照護因腦溢血而癱瘓在床的母親長達十一年，向我們傳達了自身的內心想法，來信寫滿了兩張B5大小的紙。

本書第二章提到藤崎早苗在照護臥床不起的母親約十年後，親手將其殺害，這名讀者在讀了早苗的故事後，彷彿看到了自己的影子。她說，自己把這個故事反反覆覆看了好幾遍。「我無法克制自己的眼淚。她彷彿就是另一個我。我因這篇報導得到慰藉，也可以說是被拯救了。」

這名讀者利用母親使用日間照顧服務的時間外出工作，到了晚上便獨自照護母親。雖然母親也曾使用過幾次短期入住機構的照護服務，但由於母親會在深夜大叫，機構方拒絕讓其再次入住。

在半夜為母親換尿布時，她曾厲聲斥責母親「安靜一點！」，母親不聽勸阻胡鬧的時候，她還動手打了母親。

她坦露了自己的心聲：「最令我感到傷心難過的是，那可是我的母親呀，為何自己不能溫柔以對呢……我覺得自己太可恥了，一思及此，就不知不覺地哭起來了。」

在來信的最後，她寫道：「我也不敢相信自己竟會寫下這樣一封信，但是正因為如實敘述了自己的經歷和心聲，我感到內心恢復平靜了。」

來自廣島市的一位女性（64歲）身患類風溼性關節炎，正接受著丈夫的照護，她也在來信中敘述了自己深切的苦惱。

本書第三章介紹了泥水匠田村浩殺害身患類風溼性關節炎的妻子的故事，田村浩最後也親手結束了自己的生命，不禁令人扼腕。

「浩努力照護著妻子，仔細周到地為妻子考慮一切。然而我認為，愈是追求完美，愈容易將自己逼入絕境，導致悲劇的發生。」

這名讀者的丈夫於兩年前罹患癌症，身體狀況再不如前。她自身因疾病也常感疼痛，有時候會情緒不好。「我盡可能不喊疼，盡力忍著，但是隨著年紀增長，每天都過得很痛苦。」她表達了對自身狀況的不安，以及對患病的丈夫的擔憂。

一位女性讀者（53歲），從四年半前開始照護身患失智症的母親。她在信件中敘述了自身的經歷。

約三十年前，她曾照護過患有失智症的祖母，也曾產生過「想要殺人」的衝動。她坦言：「相較而言，我的照護生活還算是輕鬆的，即便如此，我還是會產生『也許會殺人』這樣恐怖的想法。」

對於照顧殺人案件中加害者的自白，她這般描述道：「我並沒有覺得事不關己，雖然讀起來感到很可怕，但還是讀完了他們的故事。因為照護，他們親手結束了自己珍視的人的性命，令人哀憐。」這名讀者提議，應將照顧者的經歷及經驗之談保留下來，為其他的照顧者提供借鑑。

最後，請看看其他部分讀者的來信。

・一位來自大阪市的五十多歲女性，正在照護患有腦梗塞和失智症的母親

我現在獨自一人照護著母親，曾多次有過「去死吧」、「把母親殺了，我也一起死了吧」這樣的想法。閱讀貴刊的連載後，我產生了強烈的共鳴。也許我的情況還不算太糟，但是真的沒有任何人能夠理解我啊。

・曾於照護機構工作的五十多歲女性

晝夜顛倒對於照顧者而言，是相當痛苦的事。如果能夠有夜間喘息服務，照顧者會輕鬆不少，但是照護這一行的嚴峻現實便是夜間工作人員的匱乏。我也曾上過夜班，二十多歲的時候每個月最多能上六次，但是過了四十歲，體力不足以維持高頻率的夜班，便調整了自己的排班。我認為全體社會都需要正視照護問題，它有可能降臨到任何人身上，不及時採取對策，悲劇仍會重演。希望行政方面能夠為照護行業提供更多財政支援。

・來自愛媛縣今治市的七十多歲女性

我不認為照護這事與自己毫無關係，於是我提筆寫了這封信。我在二〇一五年七月末送走了我的丈夫。過去，丈夫腿腳還算硬朗，常常會四處走動，夜間也不安分，我因此無法工作。丈夫被認定為「照護五級」。讀了「照護家族」單元後，我看到了前路未知、走投無路的家庭照顧的現實，這一切深深地打動了我的心。我也已經疲憊不堪。腰腿疼痛，手部麻木。今後我會更重視自己的身體健康，以感恩的心態微笑著過好每一天（已經好多年沒有發自內心地笑了）。

・來自大阪府枚方市的七十多歲男性

二〇一五年十月，我已在家照護母親七年。每天的照護生活都繁忙不已，早中晚要以胃造廔為母親注入營養液、一天換五次尿布、為防止褥瘡要經常為母親翻身等事務，周而往復。每晚我都會對母親講話，母親雖不曾回應，但我說了許久的話後便止不住地流淚。對我而言，最難過的事便是看著母親逐漸消瘦衰弱的樣子。原來，其他照顧者也會因照護產生相同的疲勞和煩惱，知道這個事實後，有親人需要照護的家庭也能夠產生一些安心感吧，也許能因此減少照護相關案件的發生。我真心期盼著一個能夠安心接受照護的時代盡快到來。

・來自大阪市的男性，其子身患重度腦性麻痺

照顧者們其實也很想自由地外出遊玩，脫離日常生活出去喝喝酒之類的，悠閒地享受人生。

我與母親、妻子、女兒、兒子共同生活。兒子二十一歲了。他小的時候，全家能一起外出，例如去家庭旅遊。洗澡也是我幫他洗。

現在，我已經五十五歲，妻子五十二歲。母親馬上就要八十歲了。兒子身高已經超過一百七十公分，我再沒法幫他洗澡了。兒子的身體在慢慢地成長。在照顧兒子方面，照服員給予很多幫助，我深感慶幸。

因為我平時還要工作，幾乎沒法照顧兒子。今後我的工作可能會更加繁忙。

平日妻子承擔了照護兒子的全部事務。是的，在這方面我全然依賴著妻子的辛勤付出。我對她深感歉疚，也很心疼妻子。萬一妻子精神崩潰該怎麼辦？一想到這裡我就感到恐懼。目前尚且能夠維持現狀，但十年後又會怎樣呢？我並不樂觀。

・一名來自京都府的女性，約從十三年前開始照護患有失智症的婆婆

八十六歲的婆婆已經認不得自己的家，每天在家裡都念叨著「我想回家，我想回家」，說著邊作勢要往外走。早晨和晚飯後都會這樣，有時候勸說無用，我只能帶著她開車出去逛一圈。長此以往，我也疲憊不堪。有時候我會控制不住地打她，雖然下手不重，這樣的事發生過三次。「怎麼會這

樣……」我自己都感到驚恐。

在疲勞的狀態下開車時常令我愈發睏倦，沒發生事故已是奇蹟。後來我想著：「我已經到極限了，無法繼續照護了。」下定決心將婆婆送入機構接受照護。然而現在我每天都會想：「把婆婆送入機構真的好嗎？」各種想法縈繞在我的腦海中，內心煎熬不已。

開始照護後，我總是希望能有個地方讓我毫無負擔地傾訴自己的煩惱、困惑，諮詢生活中遇到的問題，並且我也希望能夠使用短期照護服務。就算是幾天也好，把婆婆暫托於機構，讓我得到片刻休息。

每天，照護著失智症患者的我，都感到自己的身心壓力無處釋放，與日俱增。我希望對此能有相關措施，讓照顧者一天能獲得一兩個小時的休息時間，或是依靠短期照護享受幾天的自由時光。

結語

結語

很長一段時間以來，我們報導了不少案件，但慚愧的是，我們並未對照顧殺人這個現象本身進行詳細的採訪，僅僅是對一系列的案件有朦朧的印象而已。

照顧殺人案件中，常見加害者強迫被害人共同自殺的情況。在家庭內發生的案件，並不會對社會造成重大影響。也許是因為忙碌，我們便找了這樣的藉口，取材只限於描繪事件的表面。

一般來說，在加入記者俱樂部後，記者們每天都會忙於「獨家新聞」的競爭，處理當局發布的內容。

當然，能盡快將未被公諸於世的事實真相傳達給讀者和觀眾，獨家新聞的意義正在於此。對記者而言，獨家新聞的發掘與報導是工作中重要的一部分，直接關係著人脈的構建及採訪能力的歷練。

然而，在以記者俱樂部為據點，努力進行採訪之時，我們幾乎沒有閒暇去關注日常新聞背後所隱藏的問題。
採訪方的現狀便是如此，可能也會對報導產生影響。在照顧殺人案件發生後，包括《每日新聞》在內的有影響力的媒體，也只是對發生了案件的這個事實一筆帶過，並沒有深掘。

根據《每日新聞》（大阪總部發行版本）於二〇一五年十二月至二〇一六年六月間所刊登的「照護家族」系列企劃內容，我們做出大幅刪改修訂，並添加新的內容，終成本書。

與不屬於記者俱樂部的涉江千春、向畑泰司兩位記者一道，我們的採訪組於二〇一五年春天成立，並在此後將取材結果整理成報告。我們的取材時間僅為一年左右，面對照顧殺人案件的深層問題及家庭照顧的嚴峻現實，採訪組在緊迫的時間中細細摸索。

在報紙上連載的幾篇報導，包括：以照顧殺人案件中，加害者為主人公的「殺人案件的『自白』」、對照護援助專員們的證詞進行整理報導的「殺人案件的『前兆』」、講述當下照護家庭故事的「苦惱與紐帶」等。在此基礎上，本書還增加了新聞報導中未能詳述的若干事實，以及最近的取材內容。

即便是非連載報導的單篇新聞也能揭示新的事實真相。在我們對首都圈與近畿圈內發生的照顧殺人案件審判紀錄及資料進行整理分析時發現，半數加害者曾處於睡眠不足狀態。我們也瞭解到，在全國知名的京都伏見殺害失智症母親案件中，得到緩刑判決的加害者最後卻自殺身亡。

在以照護援助專員及照顧者為對象的專題問卷調查中，眾多相關人士於百忙中抽空參與調查，向我們傳達了各自的真實想法和意見。這也成為我們展開這項企劃的重要參考依據。

我們也將這類單篇報導收錄於本書中，並對內容進行擴充，包括新聞報導中未能提到的採訪經過，以及作為記者的我們的所思所想。

「照護家族」這個企劃主要登載於大阪總部發行的紙本新聞媒介上。但是，此後《每日新聞》新聞網等其他媒介也進行相關報導，讓更多的讀者和觀眾關注到這個內容，我們也因此收到來自全國各地的讀者回饋，數量驚人。

也許存在自誇成分，但我們發現，進行「照護家族」的連載之後，在電視及雜誌中，關於照顧殺人案件的報導及專刊也漸漸增多了。在新的照顧殺人案件發生後，媒體也會對其進行大幅報導，這在此前是未曾有過的。

我們的企劃報導主要著眼於家庭照顧中發生的悲劇，以及對照顧者提供援助的重要性。若報導能得到社會各界廣泛關注，相信很多問題也能得到重視和探討，這也是我們所期望的。

在此還想提一件私事，那便是在我們採訪組中，沒人有過照護經驗。我今年四十八歲了，父母也已是高齡者，但目前父母還是獨自生活，我自己未曾直面過照護難題。涉江與向畑才三十多歲，就更沒有相關經驗了。在我們對這主題進行採訪報導之前，甚至都從未細想過照護家人到底是什麼感覺。

本書中所提到的照顧殺人案件加害者們也是如此，在開始照護家人之前，都從未思索過何謂照護生活。每個人在此之前，都是安分的普通人，也無犯罪紀錄。即使面臨艱辛和悲傷，他們也咬緊牙關堅持著，一邊細細體會著與家人共同生活的幸福，一邊認認真真、腳踏實地地生活著。

然而，這樣盡本分努力的人，卻在本該被珍視的照護生活中，逐漸迷失自我，最終竟親手奪去摯愛親人的性命。

在採訪的過程中，我們也曾探討過這個問題：「加害者的自白是否能理解為『辯解』呢？」當然，不論發生什麼事，奪去他人性命的行為絕對是不正確的。被害者被自己所信賴的親人殺害，沒有比這更殘酷的死亡了。也有部分被害者的家屬對加害者的行為感到憤怒。我們始終告訴自己，不能忘記被害者生前最後所經歷的痛苦、遺憾與無助。

然而，在實際的自白中，加害者卻沒有對自己的行為進行辯解，更多的是充滿悔恨與自責。加害者曾經飽受睡眠不足之苦，在尋找照護機構的過程中遇到重重困難，他們無疑與眾多照顧者一樣，承受著各式各樣的煩惱。

「在加害者所敘述的事實中，包含了許多預防照護悲劇的重要提示。不論是否有照護的相關經歷，照顧者都應多多傾訴自己的煩惱。」這是我們根據採訪結果所得出的結論。

在本書第四章所講述的姬路市殺害失智症妻子案件中，我們記錄了曾支援幫助過這家人的照護援助專員及醫師的證詞，他們各自回顧當時的案發徵兆及應對措施。雖然他們都是認真工作、素質優秀的專業人士，但是在記者面前，他們都坦誠地反省了自己當時應對措施的不足，對此表達悔恨之情。他們與加害者的心情是相似的，都深切地希望自己能夠防止悲劇的發生。

在其他照顧殺人案件中，照護援助專員們也因「自己的無能為力，沒能阻止悲劇發生」而感到痛苦，並且他們也堅信，這些教訓一定能在援助其他家庭的時候發揮作用，預防悲劇重演。

重讀照顧者及曾經的經歷者的證詞，我們內心仍深深為之震撼。在艱辛無望的照護生活中，他們細細地品味著陪伴家人的幸福。他們在言語中描述的與家人的情感連結，無不深刻、真實、溫暖人心。

因此次採訪，我們遇到許多人，從他們身上得到很多啟發。有些人犧牲自己的人生和生活，努力地照護著摯愛的家人，這正是人性的偉大。無論是誰，在開始照護生活後，都會時常感到力不從心，也會陷入矛盾、痛苦。面對這般現實的問題，僅僅說些大話、空話，並不能預防照護悲劇的發生，也不能減輕照顧者的煩惱。

當下最重要的是，需強化國家及地方自治體對照顧者提供的援助措施。為避免因照護疲勞而導致的故意殺人及共同自殺案件的發生，相關部門需要協力探討，提出具體對策。不要讓被害者令人遺憾的死亡成為無謂的悲劇。

在這一系列的企劃報導過程中，並非一帆風順，但在《每日新聞》出版社的上司及同事支持下，我們最終得以完成報導，並集結出書。同時，由於本書涉及許多當事人的隱私，我們想向所有鼓起勇氣，坦誠接受我們採訪的當事人及相關人士致以衷心的謝意。來自精神科醫師、專科醫師、從事社會福利及照護的第一線工作人員、犯罪心理學家等專業人士的意見和建議，為我們的取材工作指明方向。最後，新潮社的岡倉千奈美女士作為有照護經驗的過來人，對我們的採訪報導進行整理，並擔任本書的編輯。再一次向所有參與者致以衷心的感謝。

前田幹夫

二〇一六年十月三十一日

本書以《每日新聞》（主要為大阪總部發行版本）所刊登的系列策劃「照護家族」（二〇一五年十二月七日至二〇一六年六月四日）的內容為基礎，進行大幅刪改和編輯。文中人物尊稱省略。年齡及職業均為取材當時或案發當時所獲資訊。

國家圖書館預行編目資料

無人知曉的房間 : 長期照護下，走投無路的家人的自白/每日新聞大阪社會部採訪組著 ; 石雯雯譯. -- 初版. -- 臺北市 : 寶瓶文化事業股份有限公司, 2023.1
面 ; 公分. -- (Vision ; 236)
譯自 : 介護殺人 : 追いつめられた家族の告白
ISBN 978-986-406-334-5(平裝)
1.CST: 長期照護 2.CST: 照顧者 3.CST: 謀殺罪
419.71 111020586

Vision 236

無人知曉的房間——長期照護下，走投無路的家人的自白

作者／每日新聞大阪社會部採訪組
譯者／石雯雯

發行人／張寶琴
社長兼總編輯／朱亞君
副總編輯／張純玲
資深編輯／丁慧瑋
編輯／林婕伃
美術主編／林慧雯
校對／林婕伃・劉素芬・陳佩伶
營銷部主任／林歆婕　業務專員／林裕翔　企劃專員／李祉萱
財務／莊玉萍
出版者／寶瓶文化事業股份有限公司
地址／台北市110信義區基隆路一段180號8樓
電話／(02)27494988　傳真／(02)27495072
郵政劃撥／19446403　寶瓶文化事業股份有限公司
印刷廠／世和印製企業有限公司
總經銷／大和書報圖書股份有限公司　電話／(02)89902588
地址／新北市新莊區五工五路2號　傳真／(02)22997900
E-mail／aquarius@udngroup.com

法律顧問／理律法律事務所陳長文律師、蔣大中律師
如有破損或裝訂錯誤，請寄回本公司更換
著作完成日期／二〇一六年
初版一刷日期／二〇二三年一月
初版二刷日期／二〇二三年一月三十日
ISBN／978-986-406-334-5
定價／三六〇元
本書中譯本由上海譯文出版社有限公司授權。
KAIGO SATSUJIN : OITSUMERARETA KAZOKU NO KOKUHAKU by MAINICHI SHIMBUN OSAKA SHAKAIBU SHUZAIHAN

AQUARIUS 寶瓶 文化事業

愛書人卡

感謝您熱心的為我們填寫，
對您的意見，我們會認真的加以參考，
希望寶瓶文化推出的每一本書，都能得到您的肯定與永遠的支持。

系列：Vision 236　書名：無人知曉的房間——長期照護下，走投無路的家人的自白

1. 姓名：__________　性別：□男　□女

2. 生日：____年____月____日

3. 教育程度：□大學以上　□大學　□專科　□高中、高職　□高中職以下

4. 職業：__________

5. 聯絡地址：____________________

聯絡電話：__________　手機：__________

6. E-mail信箱：____________________

□同意　□不同意　免費獲得寶瓶文化叢書訊息

7. 購買日期：____ 年 ____ 月 ____日

8. 您得知本書的管道：□報紙／雜誌　□電視／電台　□親友介紹　□逛書店　□網路　□傳單／海報　□廣告　□瓶中書電子報　□其他

9. 您在哪裡買到本書：□書店，店名________　□劃撥　□現場活動　□贈書　□網路購書，網站名稱：________　□其他________

10. 對本書的建議：（請填代號　1.滿意　2.尚可　3.再改進，請提供意見）

內容：__________

封面：__________

編排：__________

其他：__________

綜合意見：____________________

11. 希望我們未來出版哪一類的書籍：____________________

讓文字與書寫的聲音大鳴大放

寶瓶文化事業股份有限公司

（請沿此虛線剪下）

廣　告　回　函
北區郵政管理局登記
證北台字15345號
免貼郵票

寶瓶文化事業股份有限公司　收

110台北市信義區基隆路一段180號8樓

8F,180 KEELUNG RD.,SEC.1,

TAIPEI.(110)TAIWAN R.O.C.

（請沿虛線對折後寄回，或傳真至02-27495072。謝謝）